| 中医经典必读丛书 |

灵枢经

（第2版）

刘更生／校注

全国百佳图书出版单位
中国中医药出版社
·北京·

图书在版编目（CIP）数据

灵枢经 / 刘更生校注 . —2 版 . —北京：中国中医药
出版社，2022.8
（中医经典必读丛书）
ISBN 978-7-5132-6068-8

Ⅰ.①灵…　Ⅱ.①刘…　Ⅲ.①《灵枢经》　Ⅳ.
① R221.2

中国版本图书馆 CIP 数据核字（2020）第 006275 号

中国中医药出版社出版

北京经济技术开发区科创十三街 31 号院二区 8 号楼
邮政编码　100176
传真　010-64405721
河北品睿印刷有限公司印刷
各地新华书店经销

开本 787×1092　1/32　印张 11　字数 161 千字
2022 年 8 月第 2 版　2022 年 8 月第 1 次印刷
书号　ISBN 978-7-5132-6068-8

定价　58.00 元
网址　www.cptcm.com

服务热线　010-64405510
购书热线　010-89535836
维权打假　010-64405753

微信服务号　zgzyycbs
微商城网址　https://kdt.im/LIdUGr
官方微博　http://e.weibo.com/cptcm
天猫旗舰店网址　https://zgzyycbs.tmall.com

前　言

　　中医药学是中华民族的伟大创造，是中国古代科学的瑰宝，也是打开中华文明宝库的钥匙，为中华民族繁衍生息做出了巨大贡献，对世界文明进步产生了积极影响。中医药学作为具有中国特色的生命科学，数千年来，在人民医疗卫生保健方面发挥了巨大作用。《黄帝内经》《伤寒论》《金匮要略方论》以及《叶香岩外感温热篇》《薛生白湿热病篇》《温病条辨》等经典名著，是中医药理论体系与临床经验的重要载体，也是中医学术的基本规范以及学术传承的核心内容，其中所论述的医学原理至今仍然是指导临床的准则。

　　近代以降，随着西学东渐，中国的现代学科体制逐步形成。然而，从晚清到民国，中医学却始终难以以自身的完整体系进入这一学科体制。于是，中医学界开始对整个中医理论体系进行整理，中医理论体系与临床模式亦因之发生了巨大嬗变，表现在中医教育和课程体系的构建上，就是迅速抛弃传统的知识系统，按照西学的模式去建立新的学科范式。中国文化本身具有内在一致性的知识、价值和思维方式被解构，严重影响了自身的思维训练、意义传递和生成功能。中医理论对于诊疗实践的指导作用日渐淡化，学术界许多有识之士颇感忧虑。因此，中医药界的学者纷纷强调重新审视经典，审视传统，审视近百年来的研究方法，并以构建适合中医药特点的技术方法和标准规范为目标。综观古往今来的贤哲名医，无不熟谙经典、勤于实践，发皇古义、融会新知，不断推动着中医学术的进步。熟读经典，溯本求源，对于训练中医临床思维方法，提高辨证论治水平，培养优秀临床人才，实现中医事业的持续、健康发展，具有十分重要的意义。

本丛书的编纂，缘于国家中医药管理局组织的"优秀中医临床人才研修项目"，以及配合该项目实施，国家中医药管理局科教司组织编写的《中医经典必读》。该书从《黄帝内经素问》《灵枢经》《伤寒论》《金匮要略方论》《温病条辨》《叶香岩外感温热篇》《薛生白湿热病篇》这7部中医学经典著作中，选取一部分最重要的条文，集为一册，作为学习中医经典的简易读本。

由于《中医经典必读》节选本所选内容很少，对于完整理解和准确把握中医经典，有一定的局限性，因此2006年又策划出版了这7种著作的全文本《中医经典必读丛书》，以满足广大读者的迫切需要。受中国中医药出版社委托，由山东中医药大学中医文献与文化研究院组织资深专家，制定统一的校注体例，遴选精善底本，严谨校勘，分工合作，完成了这项重要工作。为方便阅读，前4种各自独立为一册，后3种温病学著作则合为一册，以《温病条辨》为主，另两种附于其后。

近年来，党和国家为促进中医药传承创新发展，出台了一系列政策法规。2017年7月1日《中华人民共和国中医药法》正式实施，2019年10月20日中共中央、国务院发布《关于促进中医药传承创新发展的意见》，2019年10月25日全国中医药大会召开，习近平总书记对中医药工作做出重要指示，强调要传承精华，守正创新。2021年1月

22 日，国务院办公厅印发《关于加快中医药特色发展的若干政策措施》。特别是抗击新冠肺炎疫情的实践，进一步证明了中医经典的生命力，中医药学迎来了发展的春天。全社会对中医经典著作的需求空前高涨。

有鉴于此，我们山东中医药大学中医文献与文化研究院组织资深专家对《中医经典必读丛书》进行了修订。主要工作是：对全部原文根据底本重新进行精心校勘，并遵循《中医古籍整理规范》对校注内容进一步进行规范化整理。

唐代医家王冰《重广补注黄帝内经素问》序云："将升岱岳，非径奚为？欲诣扶桑，无舟莫适。"期望本丛书的出版，能够为广大读者学习和研究中医经典提供一个规范的版本，对中医学的普及与提高有所裨益。

《中医经典必读丛书》

主编 王振国

2021 年 1 月于山东中医药大学

内容提要

　　《灵枢经》为我国现存最早的医学典籍之一，与《黄帝内经素问》共同构成中医学经典著作《黄帝内经》。现存《灵枢经》共81篇，分为12卷，所论内容十分广泛，主要包括人体生理、病理、诊断、治疗等有关问题，特别是对经络腧穴和针刺方法的论述更为详尽，为后世中医学尤其是针灸学的发展奠定了重要基础，是古今学习中医的必读之书。

　　本次整理以明赵府居敬堂本为底本，主要参考《针灸甲乙经》《黄帝内经太素》及马莳、张志聪等现存多种校注本进行校勘，对生僻字词适当注音和释义，力求提供一个适合当今中医临床、教学及科研工作者阅读和研究的版本。

校注说明

中医学经典著作《黄帝内经》包括《灵枢经》和《黄帝内经素问》，是我国现存最早的医学典籍之一。该书是对我国秦汉以前长期大量医学实践知识的总结，非出于一人一时之手，其成书大约在战国至西汉时期。

现存《灵枢经》共有81篇，分为12卷，所论内容十分广泛，主要包括人体生理、病理、诊断、治疗等有关问题，特别是对经络腧穴和针刺方法的论述更为详尽，为后世中医学尤其是针灸学的发展奠定了重要基础，是古今学习中医的必读之书。

由于该书成书时代久远，且历经传抄翻刻，字失其真，文有衍脱，尽管历代研究校勘者代不乏人，并取得很多成果，但有些问题尚未很好解决，阅读仍有一定困难。因此，本次在前人成果的基础上进一步整理研究，力求提供一个适合当今中医临床、教学及科研工作者阅读和研究的版本。现将有关问题说明如下：

1. 本次整理以明赵府居敬堂本为底本，主要参考《针灸甲乙经》(简称《甲乙经》)《黄帝内经太素》(简称《太素》) 及马莳、张志聪等现存多种校注本进行校勘。

2. 底本中的繁体字、异体字、俗写字一般改为规范简化字；古今字凡能明确其含义者，均以今字律齐，如藏为脏、支为肢、写为泻等；通假字一般加注说明；生僻字词酌情注音和释义。

3. 因对生僻字词已有注音、释义，故底本中各篇后的"音释"内容今一并删除。为方便阅读，底本中原有小字校语，今删。

因水平所限，疏漏难免，敬希读者指正。

叙

　　昔黄帝作《内经》十八卷，《灵枢》九卷，《素问》九卷，乃其数焉。世所奉行唯《素问》耳。越人得其一二而述《难经》，皇甫谧次而为《甲乙》，诸家之说，悉自此始。其间或有得失，未可为后世法。则谓如《南阳活人书》称：咳逆者，哕也。谨按《灵枢经》曰：新谷气入于胃，与故寒气相争，故曰哕。举而并之，则理可断矣。又如《难经》第六十五篇，是越人标指《灵枢·本输》之大略，世或以为流注。谨按《灵枢经》曰：所言节者，神气之所游行出入也，非皮肉筋骨也。又曰：神气者，正气也。神气之所游行出入者，流注也。井荥输经合者，本输也。举而并之，则知相去不啻天壤之异。但恨《灵枢》不传久矣，世莫能究。夫为医者，在读医书耳，读而不能为医者有矣，未有不读而能为医者也。不读医书，又非世业，杀人尤毒于梃刃。是故古人有言曰：为人子而不读医书，由①为不孝也。仆本庸昧，自髫迄壮，潜心斯道，颇涉其理。辄不自揣，参对诸书，再行校正家藏旧本《灵枢》九卷，共八十一篇，增修音释，附于卷末，勒为二十四卷②。庶使好生之人，开卷易明，了无差别。除已具状经所属申明外，准使府指挥依条申转运司，选官详定，具书送秘书省国子监。今崧专访请名医，更乞参详，免误将来，利益无穷，功实有自。

　　　　时宋绍兴乙亥仲夏望日锦官史崧题

---

① 由：通"犹"。

② 二十四卷：按今所见该本为十二卷。

目　录

卷之一

九针十二原第一 ················001

本输第二 ················008

小针解第三 ················018

邪气脏腑病形第四 ················022

卷之二

根结第五 ················033

寿夭刚柔第六 ················039

官针第七 ················043

本神第八 ················048

终始第九 ················051

卷之三

经脉第十 ················061

经别第十一 ················080

经水第十二 ················084

卷之四

经筋第十三 ……………………………………089

骨度第十四 ……………………………………097

五十营第十五 …………………………………100

营气第十六 ……………………………………101

脉度第十七 ……………………………………103

营卫生会第十八 ………………………………106

四时气第十九 …………………………………109

卷之五

五邪第二十 ……………………………………115

寒热病第二十一 ………………………………116

癫狂第二十二 …………………………………120

热病第二十三 …………………………………124

厥病第二十四 …………………………………130

病本第二十五 …………………………………133

杂病第二十六 …………………………………135

周痹第二十七 …………………………………138

口问第二十八 …………………………………140

卷之六

师传第二十九 …………………………………147

决气第三十 ……………………………………150

肠胃第三十一 …………………………………152

平人绝谷第三十二 ……………………………………153

海论第三十三 ……………………………………………155

五乱第三十四 ……………………………………………157

胀论第三十五 ……………………………………………159

五癃津液别第三十六 ……………………………………163

五阅五使第三十七 ………………………………………166

逆顺肥瘦第三十八 ………………………………………168

血络论第三十九 …………………………………………172

阴阳清浊第四十 …………………………………………174

卷之七

阴阳系日月第四十一 ……………………………………177

病传第四十二 ……………………………………………179

淫邪发梦第四十三 ………………………………………181

顺气一日分为四时第四十四 ……………………………183

外揣第四十五 ……………………………………………186

五变第四十六 ……………………………………………187

本脏第四十七 ……………………………………………191

卷之八

禁服第四十八 ……………………………………………199

五色第四十九 ……………………………………………203

论勇第五十 ………………………………………………209

背俞第五十一 ……………………………………………211

卫气第五十二 ·······················212

论痛第五十三 ·······················215

天年第五十四 ·······················216

逆顺第五十五 ·······················218

五味第五十六 ·······················219

卷之九

水胀第五十七 ·······················223

贼风第五十八 ·······················225

卫气失常第五十九 ···················226

玉版第六十 ·························231

五禁第六十一 ·······················235

动输第六十二 ·······················237

五味论第六十三 ·····················239

阴阳二十五人第六十四 ···············241

卷之十

五音五味第六十五 ···················251

百病始生第六十六 ···················255

行针第六十七 ·······················259

上膈第六十八 ·······················261

忧恚无言第六十九 ···················263

寒热第七十 ·························264

邪客第七十一 ·······················265

通天第七十二 ………………………………272

卷之十一

官能第七十三 ………………………………277

论疾诊尺第七十四 …………………………281

刺节真邪第七十五 …………………………285

卫气行第七十六 ……………………………296

九宫八风第七十七 …………………………301

卷之十二

九针论第七十八 ……………………………305

岁露论第七十九 ……………………………314

大惑论第八十 ………………………………320

痈疽第八十一 ………………………………324

卷之一

九针十二原第一①

黄帝问于岐伯曰：余子万民，养百姓，而收其租税。余哀其不给②，而属③有疾病。余欲勿使被毒药，无用砭石，欲以微针通其经脉，调其血气，营其逆顺出入之会，令可传于后世。必明为之法，令终而不灭，久而不绝，易用难忘，为之经纪，异其篇④章，别其表里，为之终始，令各有形，先立针经，愿闻其情。岐伯答曰：臣请推而次之，令有纲纪，始于一，终于九焉。请言其道。

---

① 第一：本篇至第九篇篇名后原分别有"法天""法地""法人""法时""法音""法律""法星""法风""法野"小字注文，因与各篇所述内容不相合且无实际意义，今一并删之。

② 给（jǐ己）：《太素·九针要道》作"终"。

③ 属（zhǔ主）：连续不断。

④ 篇：原脱，据《太素·九针要道》补。

小针之要，易陈而难入，粗守形，上^①守神，神乎神，客在门，未睹其疾，恶^②知其原？刺之微，在速迟，粗守关，上守机，机之动，不离其空，空中之机，清静而微，其来不可逢，其往不可追。知机之道者，不可挂以发，不知机道，叩之不发。知其往来，要与之期，粗之暗乎，妙哉工独有之。往者为逆，来者为顺，明知逆顺，正行无问。逆^③而夺之，恶得无虚，追而济之，恶得无实，迎之随之，以意和之，针道毕矣。

凡用针者，虚则实之，满则泄之，宛^④陈则除之，邪胜则虚之。《大要》曰：徐而疾则实，疾而徐则虚。言实与虚，若有若无；察后与先，若存若亡；为虚与实，若得若失。虚实之要，九针最

———————

① 上：《太素·九针要道》作"工"。后文"上守机"亦作"工守机"。按："工"与"粗"为对文，义胜。

② 恶（wū乌）：何，怎么。

③ 逆：《甲乙经》卷五第四、《太素·九针要道》并作"迎"。

④ 宛（yù玉）：同"郁"。

妙，补泻之时，以针为之。泻曰^①必持内之^②，放而出之，排阳得针^③，邪气得泄。按而引针，是谓内温，血不得散，气不得出也。补曰随之，随之意若妄^④之，若行若按，如蚊虻止，如留如还，去如弦绝，令左属右，其气故止，外门已闭，中气乃实，必无留血，急取诛之。持针之道，坚者为宝，正指直刺，无针左右，神在秋毫，属意病者，审视血脉^⑤，刺之无殆。方刺之时，必在悬阳，及与两衡^⑥，神属勿去，知病存亡。血脉^⑦者，在腧横

① 泻曰：此后《素问·离合真邪论》王冰注引《针经》《甲乙经》卷五第四并有"迎之，迎之意"五字，与后文"补曰随之"句相合。

② 持内之：《太素·九针要道》作"持而内之"，义顺。按："内"同"纳"。

③ 得针：《太素·九针要道》作"出针"。

④ 妄：《甲乙经》卷五第四、《太素·九针要道》并作"忘"。

⑤ 脉：此后原有"者"字，据《甲乙经》卷五第四、《太素·九针要道》删。

⑥ 衡：原作"卫"，繁体形近致误，据《甲乙经》卷五第四、《太素·九针要道》改。

⑦ 血脉：此前《甲乙经》卷五第四有"取"字。

居，视之独澄①，切之独坚。

九针之名，各不同形：一曰镵针，长一寸六分；二曰圆针，长一寸六分；三曰鍉针，长三寸半；四曰锋针，长一寸六分；五曰铍针，长四寸，广二分半；六曰圆利针，长一寸六分；七曰毫针，长三寸六分；八曰长针，长七寸；九曰大针，长四寸。镵针者，头大末锐，去泻阳气；圆针者，针如卵形，揩摩分间，不得伤肌肉，以泻分气；鍉针者，锋如黍粟之锐，主按脉勿陷，以致其气；锋针者，刃三隅，以发痼疾；铍针者，末如剑锋，以取大脓；圆利针者，尖②如氂，且圆且锐，中身微大，以取暴气；毫针者，尖如蚊虻喙，静以徐往，微以久留之而养③，以取痛痹；长针者，锋利身薄④，可以取远痹；大针者，尖如梃，其锋微圆，

---

① 澄：《甲乙经》卷五第四、《太素·九针要道》作"满"，义胜。

② 尖：原作"大"，据本经《九针论》《甲乙经》卷五第二改。

③ 微以久留之而养：本经《九针论》作"微以久留，正气因之，真邪俱往，出针而养"，于义较明。

④ 薄：《太素·九针所象》作"博"。

以泻机关之水也。九针毕矣。

夫气之在脉也，邪气在上，浊气在中，清气在下。故针陷脉则邪气出，针中脉则浊气出，针太深则邪气反沉，病益[①]。故曰：皮肉筋脉，各有所处，病各有所宜，各不同形，各以任其所宜。无实实，无虚虚[②]，损不足而益有余，是谓甚[③]病，病益甚。取五脉者死，取三脉者恇；夺阴者死，夺阳者狂。针害毕矣。

刺之而气不至，无问其数；刺之而气至，乃去之，勿复针。针各有所宜，各不同形，各任其所为。刺之要，气至而有效，效之信，若风之吹云，明乎若见苍天。刺之道毕矣。

黄帝曰：愿闻五脏六腑所出之处。岐伯曰：五脏五腧，五五二十五腧；六腑六腧，

---

① 病益：本经《小针解》无此二字，疑衍。《甲乙经》卷五第四、《太素·九针要道》此后并有"甚"字。

② 无实实，无虚虚：原作"无实无虚"，据《甲乙经》卷五第四、《太素·九针要道》《素问·针解》王冰注引《针经》改。

③ 甚：《甲乙经》卷五第四、《太素·九针要道》并作"重"，义胜。

六六三十六腧。经脉十二，络脉十五，凡二十七气以上下。所出为井，所溜为荥，所注为输，所行为经，所入①为合，二十七气所行，皆在五腧也。节之交，三百六十五会，知其要者，一言而终，不知其要，流散无穷。所言节者，神气之所游行出入也，非皮肉筋骨也。

睹其色，察其目，知其散复。一其形，听其动静，知其邪正。右主推之，左持而御之，气至而去之。凡将用针，必先诊脉，视气之剧易，乃可以治也。五脏之气已绝于内，而用针者反实其外，是谓重竭；重竭必死，其死也静；治之者，辄反其气，取腋与膺。五脏之气已绝于外，而用针者反实其内，是谓逆厥；逆厥则必死，其死也躁；治之者，反取四末。刺之害，中而不去，则精泄；不②中而去，则致气。精泄则病益③甚而恇，

---

① 入：原作"以"，据文义改。

② 不：原误作"害"，据本书《寒热病》《太素·九针要道》改。

③ 益：《甲乙经》卷五第四、《太素·九针要道》均无此字，疑衍。

致气则生为痈疡。

五脏有六腑，六腑有十二原，十二原出于四关，四关主治五脏，五脏有疾，当取之十二原。十二原者，五脏之所以禀三百六十五节气味也。五脏有疾也，应出十二原，而原各有所出，明知其原，睹其应，而知五脏之害矣。阳中之少阴，肺也，其原出于太渊，太渊二。阳中之太阳，心也，其原出于大陵，大陵二。阴中之少阳，肝也，其原出于太冲，太冲二。阴中之至阴，脾也，其原出于太白，太白二。阴中之太阴，肾也，其原出于太溪，太溪二。膏之原出于鸠尾，鸠尾一。肓之原出于脖胦，脖胦一。凡此十二原者，主治五脏六腑之有疾者也。胀取三阳，飧泄取三阴。

今夫五脏之有疾也，譬犹刺也，犹污也，犹结也，犹闭也。刺虽久犹可拔也，污虽久犹可雪也，结虽久犹可解也，闭虽久犹可决也。或言久疾之不可取者，非其说也。夫善用针者，取其疾也，犹拔刺也，犹雪污也，犹解结也，犹决闭也。疾虽久，犹可毕也。言不可治者，未得其术也。

刺诸热者，如以手探汤；刺寒清者，如人不

欲行。阴有阳疾者，取之下陵三里①，正往无殆，气下乃止，不下复始也。疾高而内者，取之阴之陵泉；疾高而外者，取之阳之陵泉也。

本输第二

黄帝问于岐伯曰：凡刺之道，必通十二经脉②之所终始，络脉之所别处③，五输之所留止④，六腑⑤之所与合，四时之所出入，五脏之所溜处⑥，阔数之度，浅深之状，高下所至，愿闻其解。岐伯曰：请言其次也。

肺出于少商，少商者，手大指端内侧也，为

---

① 下陵三里：本书《本输》云："下陵，膝下三寸，胻骨外三里也。"据此，则下陵为"三里"之异名，或"三里"为注文误入正文。

② 脉：原作"络"，据《太素·本输》改。

③ 处：《太素·本输》作"起"，义胜。

④ 止：原无，据《太素·本输》补，以与前后句式相合。

⑤ 六腑：此前《太素·本输》有"五脏"二字，义胜。

⑥ 五脏之所溜处：《太素·本输》"五脏"作"脏腑"，"溜处"作"流行"，义胜。

井木①；溜于鱼际，鱼际者，手鱼也，为荥；注于太渊，太渊，鱼后一寸陷者中也，为输；行于经渠，经渠，寸口中也，动而不居，为经；入于尺泽，尺泽，肘中之动脉也，为合。手太阴经也。

心②出于中冲，中冲，手中指之端也，为井木；溜于劳宫，劳宫，掌中中指本节之内间也，为荥；注于大陵，大陵，掌后两骨③之间方下者也④，为输；行于间使，间使之道⑤，两筋之间，三寸之中也⑥，有过则至，无过则止，为经；入于曲泽，曲泽，肘内廉下陷者之中也，屈而得之，为

---

① 木：《太素·本输》《千金方》卷二十九均无此字。以下各经同。

② 心：《甲乙经》卷三第二十五作"心主"，《素问·气穴论》王冰注作"心包"。

③ 两骨：《甲乙经》卷三第二十五、《素问·气穴论》王冰注均作"两筋"，似是。

④ 方下者也：《甲乙经》卷三第二十五作"陷者中"，于义较明。

⑤ 间使之道：《太素·本输》无"之"字。律以前后文例，当作"间使"。

⑥ 两筋之间，三寸之中也：《甲乙经》卷三第二十五作"在掌后三寸两筋间陷中"，于义较明。

合。手少阴经^①也。

肝出于大敦，大敦者，足大指之端及三毛之中也，为井木；溜于行间，行间，足大指间也，为荥；注于太冲，太冲，行间上二寸，陷者之中也，为输；行于中封，中封，内踝之前一寸半^②，陷者之中，使逆则宛，使和则通，摇^③足而得之，为经；入于曲泉，曲泉，辅骨之下，大筋之上也，屈膝而得之，为合。足厥阴经^④也。

脾出于隐白，隐白者，足大指之端内侧也，为井木；溜于大都，大都，本节之后，下陷者之中也，为荥；注于太白，太白，核骨^⑤之下也，为输；行于商丘，商丘，内踝之下，陷者之中也，为经；入于阴之陵泉，阴之陵泉，辅骨之下，陷

---

① 经：原脱，据《太素·本输》及前"手太阴经"文例补。

② 一寸半：《甲乙经》卷三第三十一、《千金方》卷二十九均作"一寸"。

③ 摇：《甲乙经》卷三第三十一、《千金方》卷二十九均作"伸"，似是。

④ 经：原脱，据《太素·本输》补。

⑤ 核骨：原作"腕骨"，据《甲乙经》卷三第三十、《太素·本输》改。

者之中也，伸^①而得之，为合。足太阴经^②也。

肾出于涌泉，涌泉者，足心也，为井木；溜于然谷，然谷，然骨之下者也^③，为荥；注于太溪，太溪，内踝之后，跟骨之上，陷者中^④也，为输；行于复溜^⑤，复溜，上内踝二寸，动而不休，为经；入于阴谷，阴谷，辅骨之后，大筋之下，小筋之上也，按之应手，屈膝而得之，为合。足少阴经也。

膀胱出于至阴，至阴者，足小指之端也，为井金；溜于通谷，通谷，本节之前外侧也，为荥；注于束骨，束骨，本节之后，陷者中也，为输；过于京骨，京骨，足外侧大骨^⑥之下，为原；行于

———

① 伸：此前《太素·本输》有"屈"字，义胜。

② 经：原脱，据《太素·本输》补。

③ 然骨之下者也：《甲乙经》卷三第三十二作"在足内踝前起大骨下陷中"，于义较明。

④ 者中：原作"中者"，据《甲乙经》卷三第三十二、《太素·本输》及前后文例乙正。

⑤ 复溜：原作"复留"，据《甲乙经》卷三第三十二及马莳注本、张志聪注本改。

⑥ 足外侧大骨：《太素·本输》作"外踝"。

昆仑，昆仑，在外踝之后，跟骨之上，为经；入于委中，委中，腘中央，为合，委而取之。足太阳经[1]也。

胆出于窍阴，窍阴者，足小指次指之端也，为井金；溜于侠溪，侠溪，足小指次指之间也，为荥；注于临泣，临泣，上行一寸半，陷者中也，为输；过于丘墟，丘墟，外踝之前下，陷者中也，为原；行于阳辅，阳辅，外踝之上[2]，辅骨之前，及绝骨之端[3]也，为经；入于阳之陵泉，阳之陵泉，在膝外陷者中也，为合，伸[4]而得之。足少阳经[5]也。

胃出于厉兑，厉兑者，足大指内[6]次指之端

---

[1] 经：原脱，据《太素·本输》补。

[2] 上：此后《甲乙经》卷三第三十四有"四寸"二字。

[3] 端：此后《甲乙经》卷三第三十四有"如前三分，去丘墟七寸"九字。

[4] 伸：此后《太素·本输》有"足"字，于义较明。

[5] 经：原脱，据《太素·本输》补。

[6] 内：《甲乙经》卷三第三十三、《千金方》卷二十九均无此字，疑衍。

也，为井金；溜于内庭，内庭，次指外间①也，为荥；注于陷谷，陷谷者，上②中指内间，上行二寸，陷者中也，为输；过于冲阳，冲阳，足跗上五寸，陷者中也，为原，摇足而得之；行于解溪，解溪，上冲阳一寸半，陷者中也，为经；入于下陵，下陵，膝下三寸，䯒骨外三里也，为合；复下三里三寸，为巨虚上廉，复下上廉三寸，为巨虚下廉也，大肠属上，小肠属下，足阳明胃脉也。大肠、小肠皆属于胃，是足阳明经③也。

三焦者，上合手少阳，出于关冲，关冲者，手小指次指之端也，为井金；溜于液门，液门，小指次指之间也，为荥；注于中渚，中渚，本节之后，陷者中也，为输；过于阳池，阳池，在腕④上，陷

---

① 次指外间：此前《甲乙经》卷三第三十三、《千金方》卷二十九均有"足大指"三字；此后《太素·本输》有"陷者中"三字。

② 上：《太素·本输》无此字，似是。

③ 经：原脱，据《太素·本输》补。

④ 腕：此前《太素·本输》杨上善注有"手表"二字，于义较明。

者之中也，为原；行于支沟，支沟，上腕三寸，两骨之间，陷者中也，为经；入于天井，天井，在肘外大骨之上，陷者中也，为合，屈肘乃得之；三焦下腧，在于足太阳^①之前，少阳之后，出于腘中外廉^②，名曰委阳，是太阳络^③也。手少阳经也。三焦^④者，足少阳太阴^⑤之所将，太阳之别也，上踝五寸，别入贯腨肠，出于委阳，并太阳之正，入络膀胱，约下焦，实则闭癃，虚则遗溺，遗溺则补之，闭癃则泻之。

小肠者^⑥，上合手^⑦太阳，出于少泽，少泽，小

① 太阳：原作"大指"，据《甲乙经》卷三第三十五、《太素·本输》《千金方》卷二十九改。

② 外廉：此后《甲乙经》卷三第三十五有"两筋间"三字。

③ 是太阳络：《甲乙经》卷三第三十五作"此足太阳别络"。

④ 三焦：《太素·本输》《素问·金匮真言论》王冰注引均作"足三焦"。

⑤ 足少阳太阴：《太素·本输》无"足少阳"三字；"太阴"作"太阳"。

⑥ 小肠者：此前原有"手太阳"三字，与前后文例不合，据《太素·本输》删。

⑦ 手：原作"于"，据马莳注本改。

指之端也，为井金；溜于前谷，前谷，在手外廉[①]本节前，陷者中也，为荥；注于后溪，后溪者，在手[②]外侧本节之后也，为输；过于腕骨，腕骨，在手外侧腕骨之前[③]，为原；行于阳谷，阳谷，在[④]锐骨之下，陷者中也，为经；入于小海，小海，在肘内大骨之外，去肘[⑤]端半寸，陷者中也，伸臂而得之，为合。手太阳经也。

大肠，上合手阳明，出于商阳，商阳，大指次指之端也，为井金；溜于本节之前二间[⑥]，为荥；注于本节之后三间[⑦]，为输；过于合谷，合谷，在

① 外廉：《甲乙经》卷三第二十九、《太素·本输》作"小指"。

② 手：此后《甲乙经》卷三第二十九有"小指"二字。

③ 腕骨之前：《甲乙经》卷三第二十九作"腕前起骨下"。

④ 在：此后《甲乙经》卷三第二十九有"手外侧腕中"五字。

⑤ 肘：原脱，据《甲乙经》卷三第二十九、《太素·本输》补。

⑥ 溜于本节之前二间：《太素·本输》作"溜于二间，二间，在本节之前"，与前文例合，似是。

⑦ 注于本节之后三间：《太素·本输》作"注于三间，三间，在本节之后"，与前文例合，似是。

大指①歧骨之间，为原；行于阳溪，阳溪，在②
两筋间，陷者中也，为经；入于曲池，曲池③，
在肘外辅骨陷者中，屈臂而得之，为合。手阳明
经④也。

是谓五脏六腑之腧，五五二十五腧，
六六三十六腧也。六腑皆出足之三阳，上合于手
者也。

缺盆之中，任脉也，名曰天突。一次⑤任脉侧
之动脉，足阳明也，名曰人迎；二次脉手阳明也，
名曰扶突；三次脉手太阳也，名曰天窗；四次脉
足少阳也，名曰天容；五次脉手少阳也，名曰天

---

① 大指：此后《甲乙经》卷三第二十七、《千金方》卷二十九
并有"次指"二字，义胜。

② 在：此后《甲乙经》卷三第二十七、《千金方》卷二十九并
有"腕中上侧"四字，于义较明。

③ 曲池：原脱，与前文例不合，《太素·本输》有"曲池者"
三字，今据文例补"曲池"二字。

④ 经：原脱，据《太素·本输》补。

⑤ 一次：《太素·本输》无"一"字，下人迎、扶突等穴之后
均有小字"二"，系标明穴位之数。

腨；六次脉足太阳也，名曰天柱；七次脉项[1]中央之脉，督脉也，名曰风府。腋内动脉，手太阴也，名曰天府。腋下三寸，手心主也，名曰天池。

刺上关者，呿不能欠；刺下关者，欠不能呿；刺犊鼻者，屈不能伸；刺两关[2]者，伸不能屈。

足阳明夹喉之动脉也，其腧在膺中。手阳明次在其腧外，不至曲颊一寸。手太阳当曲颊。足少阳在耳下曲颊之后。手少阳出耳后，上加完骨之上。足太阳夹项大筋之中发际。阴尺动脉在五里，五腧之禁也。

肺合大肠，大肠者，传道之腑；心合小肠，小肠者，受盛之腑；肝合胆，胆者，中精之腑；脾合胃，胃者，五谷之腑；肾合膀胱，膀胱者，津液之腑也。少阴[3]属肾，肾上连肺，故将两脏。三焦者，中渎之腑也，水道出焉，属膀胱，是孤

---

① 项：原作"颈"，与后"督脉"部位不合，故据《太素·本输》改。

② 两关：《甲乙经》卷五第四、《太素·本输》均作"内关"。

③ 少阴：原作"少阳"，与后"属肾"不合，故据《甲乙经》卷一第三、《太素·本输》改。

之腑也。是六腑之所与合者。

　　春取络脉诸荥大经分肉之间，甚者深取之，间者浅取之；夏取诸输孙络肌肉皮肤之上；秋取诸合，余如春法。冬取诸井诸输之分，欲深而留之。此四时之序，气之所处，病之所舍，针①之所宜。转筋者立而取之，可令遂已。痿厥者张而刺之，可令立快也。

小针解第三

　　所谓易陈者，易言也。难人者，难著于人也。粗守形者，守刺法也。上②守神者，守人之血气有余不足，可补泻也。神客者，正邪共会也。神者，正气也。客者，邪气也。在门者，邪循正气之所出入也。未睹其疾者，先知邪正何经之疾也。恶知其原者，先知何经之病，所取之处也。

---

　　① 针：原作"脏"，与前后文义不合。考"针"古亦作"箴"，"脏"本作"藏"，乃形近致误，故据改。

　　② 上：《太素·九针要解》作"工"。

刺之微在数①迟者，徐疾之意也。粗守关者，守四肢而不知血气正邪之往来也。上②守机者，知守气也。机之动，不离其空③者，知气之虚实，用针之徐疾也。空中之机清净以微者，针以得气，密意守气勿失也。其来不可逢者，气盛不可补也。其往不可追者，气虚不可泻也。不可挂以发者，言气易失也。扣之不发者，言不知补泻之意也，血气已尽而气不下也。知其往来者，知气之逆顺盛虚也。要与之期者，知气之可取之时也。

粗之暗者，冥冥不知气之微密也。妙哉工独有之者，尽知针意也。往者为逆者，言气之虚而少④，少者逆也。来者为顺者，言形⑤气之平，平者顺也。明知逆顺，正行无问者，言知所取之处也。迎而夺

① 数（shuò 朔）：本经《九针十二原》作"速"。

② 上：《太素·九针要解》作"工"。

③ 空：此后原衍"中"字，据本书《九针十二原》《太素·九针要解》删。

④ 少：原误作"小"，据《太素·九针要解》改。后一"少"字同。

⑤ 形：《古今医统》卷七引本文无此字，疑衍。

之者，泻也。追而济之者，补也。

　　所谓虚则实之者，气口虚而当补之也。满则泄之者，气口盛而当泻之也。宛陈则除之者，去血脉^①也。邪胜则虚之者，言诸经有盛者，皆泻其邪也。徐而疾则实者，言徐内而疾出也。疾而徐则虚者，言疾内而徐出也。言实与虚，若有若无者，言实者有气，虚者无气也。察后与先，若亡若存者，言气之虚实，补泻之先后也，察其气之已下与尚^②存也。为虚与实，若得若失者，言补者似然^③若有得也，泻则恍然若有失也。

　　夫气之在脉也，邪气在上者，言邪气之中人也高，故^④邪气在上也。浊气在中者，言水谷皆入于胃，其精气上注于肺，浊溜于肠胃，言寒温不适，饮食不节，而病生于肠胃，故命^⑤曰浊气在中也。清气在下者，言清湿地气之中人也，必从足

---

① 去血脉：《素问·针解》作"出恶血"，于义较明。

② 尚：原作"常"，形音相近致误，据《太素·九针要解》改。

③ 似（bì 必）然：满貌。

④ 故：据后文例，此后当有"曰"字。

⑤ 命：据后文例，此字疑衍。

始，故曰清气在下也。

针陷脉则邪气出者，取之上。针中脉则浊气出者，取之阳明合也。针太深则邪气反沉者，言浅浮之病，不欲深刺也，深则邪气从之入，故曰反沉也。皮肉筋脉各有所处者，言经络各有所主也。取五脉者死，言病在中，气不足，但用针尽大泻其诸阴之脉也。取三脉者恇①，言尽泻三阳之气，令病人恇然不复也。夺阴者死，言取尺之五里，五往者也。夺阳者狂，正言也。

睹其色，察其目，知其散复，一其形，听其动静者，言上工知相五色于目，有知调尺寸小大缓急滑涩，以言所病也。知其邪正者，知论虚邪与正邪之风也。右主推之，左持而御之者，言持针而出入也。气至而去之者，言补泻气调而去之也，调气在于终始。一者，持心也。节之交，三百六十五会者，络脉之渗灌诸节者也②。

_____

① 取三脉者恇：原误作"取三阳之脉者唯"，据本书《九针十二原》《太素·九针要解》改。

② 节之交……诸节者也：据本经《九针十二原》文次，此十九字当在前文"睹其色，察其目"之前。疑经文有错简。

所谓五脏之气已绝于内者，脉口气内绝不至，反取其外之病处与阳经之合，有留针以致阳气，阳气至则内重竭，重竭则死矣，其死也，无气以动，故静。所谓五脏之气已绝于外者，脉口气外绝不至，反取其四末之输，有留针以致其阴气，阴气至则阳气反入，入则逆，逆则死矣，其死也，阴气有余，故躁。所以察其目者，五脏使五色循明①，循明则声章，声章者，则言声与平生异也②。

邪气脏腑病形第四

黄帝问于岐伯曰：邪气之中人也奈何？岐伯答曰：邪气之中人高也③。黄帝曰：高下有度乎？岐伯曰：身半已上者，邪中之也；身半已下者，

---

① 循明：当作"修明"，疑"循"为"修"形近致误。《素问·六节藏象论》有"上使五色修明"句，可参。

② 所以察其目者……则言声与平生异也：此二十九字乃释前"察其目"之文，似应移至上"以言所病也"之后。

③ 高也：《太素·邪中》作"也高"。

湿中之也。故曰：邪之中人也，无有恒^①常，中于阴则溜^②于腑，中于阳则溜于经。

黄帝曰：阴之与阳也，异名同类，上下相会，经络之相贯，如环无端。邪之中人，或中于阴，或中于阳，上下左右，无有恒常，其故何也？岐伯曰：诸阳之会，皆在于面。中人也^③方乘虚时，及新用力，若饮食^④汗出腠理开，而中于邪，中于面则下阳明，中于项则下太阳，中于颊则下少阳，其中于膺背两胁，亦中其经。

黄帝曰：其中于阴奈何？岐伯答曰：中于阴者，常从臂胻始。夫臂与胻，其阴皮薄，其肉淖泽，故俱受于风，独伤其阴。

黄帝曰：此故伤其脏乎？岐伯答曰：身之中

① 恒：原脱，据《太素·邪中》及后文"无有恒常"句例补。

② 溜：《甲乙经》卷四第二上、《太素·邪中》均作"留"，义胜。下"溜"字同。

③ 中人也：《甲乙经》卷四第二上、《太素·邪中》均作"人之"。

④ 饮食：《甲乙经》卷四第二上、《太素·邪中》均作"热饮食"。

于风也，不必动脏，故邪入于阴经，则其脏气实，邪气入而不能客^①，故还之于腑。故中阳则溜于经，中阴则溜于腑。

黄帝曰：邪之中人脏^②奈何？岐伯曰：愁忧恐惧则伤心，形寒寒饮则伤肺，以其两寒相感，中外皆伤，故气逆而上行。有所堕坠，恶血留内，若有所大怒，气上而不下，积于胁下，则伤肝。有所击仆，若醉入房，汗出当风，则伤脾。有所用力举重，若入房过度，汗出浴水，则伤肾。

黄帝曰：五脏之中风奈何？岐伯曰：阴阳俱感，邪乃得往。黄帝曰：善哉。

黄帝问于岐伯曰：首面与身形也，属骨连筋，同血合^③气耳。天寒则裂地凌冰，其卒寒或手足懈惰，然而其面不衣何也？岐伯答曰：十二经脉，三百六十五络，其血气皆上于面而走空窍，其精

---

① 客：《甲乙经》卷四第二上作"容"。

② 中人脏：《甲乙经》卷四第二上、《太素·邪中》均作"中脏者"。

③ 合：此后原衍"于"字，据《太素·邪中》删。

阳气上走于目而为睛①，其别气走于耳而为听，其宗气上出于鼻而为臭，其浊气出于胃，走唇舌而为味，其气之津液皆上熏于面，而②皮又厚，其肉坚，故天气甚寒，不能胜之也。

黄帝曰：邪之中人，其病形何如？岐伯曰：虚邪之中身也，洒淅动形；正邪之中人也微，先见于色，不知于身，若有若无，若亡若存，有形无形，莫知其情。黄帝曰：善哉。

黄帝问于岐伯曰：余闻之，见其色，知其病，命曰明。按其脉，知其病，命曰神。问其病，知其处，命曰工。余愿闻见而知之，按而得之，问而极之，为之奈何？岐伯答曰：夫色脉与尺之③相应也，如桴鼓影响之相应也，不得相失也，此亦本末根叶之出候也，故根死则叶枯矣。色脉形肉不得相失也，故知一则为工，知二则为神，知三则神且明矣。

---

① 睛：《太素·邪中》作"精"，义胜。

② 而：《太素·邪中》作"面"。

③ 尺之：此后《甲乙经》卷四第二上有"皮肤"二字，于义较明。

黄帝曰：愿卒闻之。岐伯答曰：色青者，其脉弦也；赤者，其脉钩也；黄者，其脉代也；白者，其脉毛；黑者，其脉石。见其色而不得其脉，反得其相胜之脉则死矣，得其相生之脉则病已矣。

黄帝问于岐伯曰：五脏之所生①，变化之病形何如？岐伯答曰：先定其五色五脉之应，其病乃可别也。黄帝曰：色脉已定，别之奈何？岐伯曰：调其脉之缓、急、小、大、滑、涩，而病变定矣。

黄帝曰：调之奈何？岐伯答曰：脉急者，尺之皮肤亦急；脉缓者，尺之皮肤亦缓；脉小者，尺之皮肤亦减而少气②；脉大者，尺之皮肤亦贲而起；脉滑者，尺之皮肤亦滑；脉涩者，尺之皮肤亦涩。凡此六③变者，有微有甚。故善调尺者，不待于寸；善调脉者，不待于色。能参合而行之者，可以为上工，上工十全九；行二者，为中工，中工十全七；行一者，为下工，下工十全六。

---

① 生：在此义晦，疑为"主"形近致误。

② 气：《脉经》卷四第一无此字，疑衍。

③ 六：原无，据《太素·色脉尺诊》《脉经》卷四第一补。

黄帝曰：请问脉之缓、急、小、大、滑、涩之病形何如？岐伯曰：臣请言五脏之病变也。心脉急甚者为瘛疭；微急为心痛引背，食不下。缓甚为狂笑；微缓为伏梁，在心下，上下行，时唾血。大甚为喉吤；微大为心痹引背，善泪出。小甚为善哕；微小为消瘅。滑甚为善渴；微滑为心疝引脐，小腹鸣。涩甚为喑；微涩为血溢维厥，耳鸣颠疾。

肺脉急甚为癫疾；微急为肺寒热，怠惰，咳唾血，引腰背胸，若鼻息肉不通。缓甚为多汗；微缓为痿瘘、偏风，头以下汗出不可止。大甚为胫肿；微大为肺痹引胸背，起恶日光。小甚为泄；微小为消瘅。滑甚为息贲上气；微滑为上下出血。涩甚为呕血；微涩为鼠瘘，在颈支腋之间，下不胜其上，其应善痠矣。

肝脉急甚者为恶言^①；微急为肥气，在胁下，若覆杯。缓甚为善呕；微缓为水瘕痹也。大甚为内痈，善呕衄；微大为肝痹、阴缩，咳引小腹。小甚为多饮，微小为消瘅。滑甚为㿗疝；微滑为

---

① 恶言：《千金方》卷十七第一作"妄言"，义胜。

遗溺。涩甚为溢饮；微涩为瘈挛筋痹[1]。

脾脉急甚为瘈疭；微急为膈中，食饮入而还出，后沃沫。缓甚为痿厥；微缓为风痿，四肢不用，心慧然若无病。大甚为击仆；微大为痞气[2]，腹裹[3]大脓血，在肠胃之外。小甚为寒热；微小为消瘅。滑甚为㿉癃；微滑为虫毒蛔蝎腹热。涩甚为肠㿉[4]；微涩为内溃[5]，多下脓血。

肾脉急甚为骨[6]癫疾；微急为沉厥奔豚，足不收，不得前后。缓甚为折脊；微缓为洞，洞者，食不化，下嗌还出。大甚为阴痿；微大为石水，起脐已下至小腹䐔䐔然[7]，上至胃脘，死不治。小

---

① 瘈挛筋痹：《甲乙经》卷四第二上作"瘈疭筋挛"。

② 痞气：原作"疝气"，据《脉经》卷三第三及后文义改。

③ 裹：原作"里"，形近致误，据《千金方》卷十五第一改。

④ 㿉：《脉经》卷三第三作"颓"。

⑤ 溃：原作"瘣"，据《甲乙经》卷四第二下、《太素·五脏脉诊》改。

⑥ 骨：此后《脉经》卷三第五、《甲乙经》卷四第二下均有"痿"字。

⑦ 䐔䐔（chuí chuí 垂垂）然：《甲乙经》卷四第二下、《太素·五脏脉诊》均作"垂垂然"。

甚为洞泄；微小为消瘅。滑甚为癫瘕；微滑为骨痿，坐不能起，起则目无所见。涩甚为大痈；微涩为不月、沉痔。

黄帝曰：病之六变者，刺之奈何？岐伯答曰：诸急者多寒；缓者多热；大者多气少血；小者血气皆少；滑者阳气盛，微有热；涩者多血少气，微有寒。是故刺急者，深内而久留之；刺缓者，浅内而疾发针，以去其热；刺大者，微泻其气，无出其血；刺滑者，疾发针而浅内之，以泻其阳气而去其热；刺涩者，必中其脉，随其逆顺而久留之，必先按而循之，已发针，疾按其痏，无令其血出，以和其脉；诸小者，阴阳形气俱不足，勿取以针，而调以甘药也。

黄帝曰：余闻五脏六腑之气，荥输①所入为合，令何道从入，入安连过，愿闻其故。岐伯答曰：此阳脉之别入于内，属于腑者也。

黄帝曰：荥输与合，各有名乎？岐伯答曰：荥输治外经，合治内腑。黄帝曰：治内腑奈何？

———————————

① 荥输：此二字疑衍。

岐伯曰：取之于合。黄帝曰：合各有名乎？岐伯答曰：胃合入①于三里，大肠合入于巨虚上廉，小肠合入于巨虚下廉，三焦合入于委阳，膀胱合入于委中②，胆合入于阳陵泉。

黄帝曰：取之奈何？岐伯答曰：取之三里者，低跗取之；巨虚者，举足取之；委阳者，屈伸而索之；委中者，屈③而取之；阳陵泉者，正④竖膝予之齐，下至委阳之阳取之；取诸外经者，揄申而从之。

黄帝曰：愿闻六腑之病。岐伯答曰：面热者，足阳明病；鱼络血者，手阳明病；两跗之上脉坚若陷⑤者，足阳明病，此胃脉也。

大肠病者，肠中切痛而鸣濯濯，冬日重感于

① 入：原脱，据《甲乙经》卷四第二下、《太素·腑病合输》补。

② 委中：此后原衍"央"字，据《太素·腑病合输》删。

③ 屈：《甲乙经》卷四第二下作"屈膝"，义胜。

④ 正：《甲乙经》卷四第二下、《太素·腑病合输》均作"正立"。

⑤ 脉坚若陷：原作"脉竖陷"，义晦，故据《甲乙经》卷四第二下、《太素·腑病合输》改。

寒即泄，当脐而痛，不能久立，与胃同候，取巨虚上廉。

胃病者，腹䐜胀，胃脘当心而痛，上支两胁，膈咽不通，食饮不下，取之三里也。

小肠病者，小腹痛，腰脊控睾而痛，时窘之后，当耳前热，若寒甚，若独肩①上热甚，及手小指次指之间热，若脉陷者，此其候也。手太阳病也②，取之巨虚下廉。

三焦病者，腹胀③气满，小腹尤坚，不得小便，窘急，溢则为④水，留即为胀，候在足太阳之外大络，大⑤络在太阳、少阳之间，赤⑥见于脉，取委阳。

---

① 肩：《太素·腑病合输》作"眉"。

② 手太阳病也：《脉经》卷六第四、《甲乙经》卷九第八均无此五字。

③ 胀：原脱，据《脉经》卷六第十一、《甲乙经》卷九第九补。

④ 为：原脱，据《脉经》卷六第十一、《甲乙经》卷九第九、《太素·腑病合输》补。

⑤ 大：《甲乙经》卷九第九、《太素·腑病合输》均无此字。

⑥ 赤：原作"亦"，形近致误，据《脉经》卷六第十一改。

膀胱病者，小腹偏肿而痛，以手按之，即欲
小便而不得，肩[1]上热，若脉陷，及足小指外廉及
胫踝后皆热，若脉陷，取委中[2]。

胆病者，善太息，口苦，呕宿汁，心下澹澹，
恐人将捕之，嗌中吩吩然，数唾，候[3]在足少阳之
本末，亦视其脉之陷下者灸之，其寒热者，取阳
陵泉。

黄帝曰：刺之有道乎？岐伯答曰：刺此者[4]，
必中气穴，无中肉节。中气穴则针游[5]于巷，中肉
节即皮肤痛，补泻反则病益笃。中筋则筋缓，邪
气不出，与其真相搏[6]，乱而不去，反还内著。用
针不审，以顺为逆也。

---

① 肩：《太素·腑病合输》作"眉"。

② 委中：此后原衍"中"字，据《脉经》卷六第十、《甲乙
经》卷九第九删。

③ 候：原脱，据《脉经》卷六第二、《甲乙经》卷九第五、
《太素·腑病合输》补。

④ 刺此者：《甲乙经》卷五第一下作"凡刺之道"。

⑤ 游：原作"染"，据《甲乙经》卷五第一下改。

⑥ 与其真相搏：《甲乙经》卷五第一下作"与真相搏"，《太
素·腑病合输》作"与真气相搏"。以《太素》为胜。

卷之二

根结第五

岐伯①曰：天地相感，寒暖相移，阴阳之道，孰少孰多？阴道偶，阳道奇。发于春夏，阴气少，阳气多，阴阳不调，何补何泻？发于秋冬，阳气少，阴气多，阴气盛而阳气衰，故茎叶枯槁，湿雨下归，阴阳相移，何泻何补？奇邪离经，不可胜数，不知根结，五脏六腑，折关败枢，开阖而走，阴阳大失，不可复取。九针之玄，要在终始②。故能知终始，一言而毕，不知终始，针道咸绝③。

---

① 岐伯：《甲乙经》卷二第五作"黄帝"。

② 九针之玄，要在终始：《甲乙经》卷二第五、《太素·经脉根结》均作"九针之要，在于终始"。

③ 咸绝：《太素·经脉根结》作"绝灭"。

太阳根于至阴，结于命门。命门者，目也[①]。阳明根于厉兑，结于颡大[②]。颡大者，钳耳也[③]。少阳根于窍阴，结于窗笼。窗笼者，耳中也。太阳为关[④]，阳明为阖，少阳为枢。故关折则肉节渎[⑤]而暴病起矣，故暴病者取之太阳，视有余不足。渎者，皮肉宛膲而弱也。阖折则气无所止息而痿疾起矣，故痿疾者取之阳明，视有余不足。无所止息者，真气稽留，邪气居之也。枢折即骨繇而不安于地，故骨繇者取之少阳，视有余不足。骨繇者，节缓而不收也。所谓骨繇者，摇[⑥]也。当穷其本也。

---

① 命门者，目也：《素问·阴阳离合论》《太素·经脉根结》无此五字。

② 颡大：《甲乙经》卷二第五作"颅颡"。

③ 颡大者，钳耳也：《甲乙经》卷二第五作"颅颡者钳大，钳大者耳也"。

④ 关：原作"开"，据《太素·经脉根结》《素问·阴阳离合论》新校正引《九墟》改。后"关"字同改。

⑤ 渎（dú 读）：原作"渎"，据《太素·经脉根结》改。后"渎"字同改。《说文》："渎，胎败也。"

⑥ 摇：此前原衍"故"字，据《太素·经脉根结》删。

太阴根于隐白，结于太仓。少阴根于涌泉，结于廉泉。厥阴根于大敦，结于玉英，络于膻中。太阴为关[①]，厥阴为阖，少阳为枢。故关折则仓廪无所输膈洞，膈洞者取之太阴，视有余不足。故关折者，气不足而生病也。阖折即气绝[②]而喜悲，悲者取之厥阴，视有余不足。枢折则脉有所结而不通，不通者取之少阴，视有余不足，有结者皆取之[③]。

足太阳根于至阴，溜于京骨，注于昆仑，入于天柱、飞扬也。足少阳根于窍阴，溜于丘墟，注于阳辅，入于天容[④]、光明也。足阳明根于厉兑，溜于冲阳，注于下陵，入于人迎、丰隆也。手太阳根于

---

① 关：原作"开"，据《太素·经脉根结》《素问·阴阳离合论》新校正引《九墟》改。后二"关"字同改。

② 气绝：《甲乙经》卷二第五作"气弛"，《太素·经脉根结》作"气施"。

③ 皆取之：此后原有"不足"二字，乃涉前文致衍，故据《甲乙经》卷二第五、《太素·经脉根结》删。

④ 天容：《甲乙经》卷二第五校云："天容疑误。"马莳云："天容当作天冲。"按作"天冲"似是。

少泽，溜于阳谷，注于小海[1]，入于天窗、支正也。手少阳根于关冲，溜于阳池，注于支沟，入于天髎、外关也。手阳明根于商阳，溜于合谷，注于阳溪，入于扶突、偏历也。此所谓十二经者，盛络皆当取之。

一日一夜五十营，以营五脏之精，不应数者，名曰狂生。所谓五十营者，五脏皆受气。持其脉口，数其至也。五十动而不一代者，五脏皆受气；四十动一代者，一脏无气；三十动一代者，二脏无气；二十动一代者，三脏无气；十动一代者，四脏无气；不满十动一代者，五脏无气。予之短期，要在终始，所谓五十动而不一代者，以为常也。以知五脏之期，予之短期者，乍数乍疏也。

黄帝曰：逆顺五体者，言人骨节之小大，肉之坚脆，皮之厚薄，血之清浊，气之滑涩，脉之长短，血之多少，经络之数，余已知之矣，此皆布衣匹夫之士也。夫王公大人，血食之君，身体

---

[1] 小海：原作"少海"，与手太阳经穴位不合，故据《甲乙经》卷三第二十九改。

柔脆，肌肉软弱，血气慓悍滑利，其刺之徐疾浅深多少，可得同之乎？岐伯答曰：膏粱菽藿之味，何可同也？气滑即出疾，气[①]涩则出迟，气悍则针小而入浅，气涩则针大而入深，深则欲留，浅则欲疾。以此观之，刺布衣者深以留之，刺大人[②]者微以徐之，此皆因气慓悍滑利也。

黄帝曰：形气之逆顺奈何？岐伯曰：形气不足，病气有余，是邪胜也，急泻之。形气有余，病气不足，急补之。形气不足，病气不足，此阴阳气俱不足也，不可[③]刺之，刺之则重不足，重不足则阴阳俱竭，血气皆尽，五脏空虚，筋骨髓枯，老者绝灭，壮者不复矣。形气有余，病气有余，此谓阴阳俱有余也，急泻其邪，调其虚实。故曰：有余者泻之，不足者补之，此之谓也。故曰：刺不知

---

① 气：此前原衍"其"字，文义不顺，故据《甲乙经》卷五第六、《太素·刺法》删。

② 大人：《甲乙经》卷五第六作"王公大人"，于义较明。

③ 不可：此后《甲乙经》卷五第六有"复"字。

逆顺，真邪相搏。满①而补之，则阴阳四溢②，肠胃充郭，肝肺内腹，阴阳相错。虚而泻之，则经脉空虚，血气竭枯，肠胃僻辟，皮肤薄著，毛腠夭膲③，予之死期。故曰用针之要，在于知调④，调阴与阳，精气乃光⑤，合形与气，使神内藏。故曰上工平气，中工乱脉⑥，下工绝气危生。故曰下工⑦不可不慎也。必审五脏变化之病，五脉之应，经络之实虚，皮肤⑧之柔粗，而后取之也。

---

① 满：《甲乙经》卷五第六作"实"，义胜。

② 阴阳四溢：《甲乙经》卷五第六作"阴阳血气皆溢"，义胜。

③ 膲：《甲乙经》卷五第六、《太素·刺法》均作"焦"。按二字古通。

④ 在于知调：此后原有"阴与阳"三字，涉下文致衍，据《甲乙经》卷五第六、《太素·刺法》删。

⑤ 光：《甲乙经》卷五第六作"充"，在此义同。

⑥ 脉：《甲乙经》卷五第六、《太素·刺法》均作"经"，义同。

⑦ 故曰下工：《甲乙经》卷五第六无此四字，似是。

⑧ 肤：原脱，据《甲乙经》卷五第六补。

寿夭刚柔第六

黄帝问于少师曰：余闻人之生也，有刚有柔，有弱有强，有短有长，有阴有阳，愿闻其方。少师答曰：阴中有阴，阳中有阳，审知阴阳，刺之有方，得病所始，刺之有理，谨度病端，与时相应，内合于五脏六腑，外合于筋骨皮肤。是故内有阴阳，外亦有阴阳。在内者，五脏为阴，六腑为阳；在外者，筋骨为阴，皮肤为阳。故曰：病在阴之阴者，刺阴之荥输，病在阳之阳者，刺阳之合；病在阳之阴者，刺阴之经；病在阴之阳者，刺络脉①。故曰：病在阳者命曰风，病在阴者命曰痹，阴阳②俱病命曰风痹。病有形而不痛者，阳之类也；无形而痛者，阴之类也。无形而痛者，其阳完而阴伤之也，急治其阴，无攻其阳；有形而不痛者，其阴完而阳伤之也，急治其阳，无攻其

---

① 刺络脉：《甲乙经》卷六第六作"刺阳之络"，义胜。

② 阴阳：此前原有"病"字，据《甲乙经》卷六第六删。

阴。阴阳俱动，乍有形，乍无形，加以烦心，命曰阴胜其阳，此谓不表不里，其形不久。

黄帝问于伯高曰：余闻形气病之先后、外内之应奈何？伯高答曰：风寒伤形，忧恐忿怒伤气。气伤脏，乃病脏；寒伤形，乃应形；风伤筋脉，筋脉乃应。此形气外内之相应也。

黄帝曰：刺之奈何？伯高答曰：病九日者，三刺而已；病一月者，十刺而已。多少远近，以此衰之。久痹不去身者，视其血络，尽出其血。

黄帝曰：外内之病，难易之治奈何？伯高答曰：形先病而未入脏者，刺之半其日；脏先病而形乃应者，刺之倍其日。此外①内难易之应也。

黄帝问于伯高曰：余闻形有缓急，气有盛衰，骨有大小，肉有坚脆，皮有厚薄，其以立寿夭奈何？伯高答曰：形与气相任则寿，不相任则夭。皮与肉相果②则寿，不相果则夭。血气经络胜形则寿，不胜形则夭。

---

① 外：原误作"月"，据《甲乙经》卷六第六改。

② 果：《甲乙经》卷六第十一作"裹"。按"果"通"裹"。

黄帝曰：何谓形之缓急？伯高答曰：形充而皮肤缓者则寿，形充而皮肤急者则夭，形充而脉坚大者顺也，形充而脉小以弱者，气衰，衰则危矣。若形充而颧不起者，骨小，骨小则夭矣。形充而大肉䐃坚而有分者，肉坚，肉坚则寿矣；形充而大肉无分理不坚者，肉脆，肉脆则夭矣。此天之生命，所以立形定气而视寿夭者。必明乎此立形定气，而后以①临病人，决死生。

黄帝曰：余闻寿夭，无以度之。伯高答曰：墙基卑，高不及其地者，不满三十而死，其有因加疾者，不及二十而死也。

黄帝曰：形气之相胜，以立寿夭奈何？伯高答曰：平人而气胜形者寿；病而形肉脱，气胜形者死，形胜气者危矣。

黄帝曰：余闻刺有三变，何谓三变？伯高答曰：有刺营者，有刺卫者，有刺寒痹之留经者。

黄帝曰：刺三变者奈何？伯高答曰：刺营者出血，刺卫者出气，刺寒痹者内热。

---

① 以：《甲乙经》卷六第十一作"可以"，义顺。

黄帝曰：营卫寒痹之为病奈何？伯高答曰：营之生病也，寒热少气，血上下行。卫之生病也，气痛时来时去，怫忾贲响，风寒客于肠胃之中。寒痹之为病也，留而不去，时痛而皮不仁。

黄帝曰：刺寒痹内热奈何？伯高答曰：刺布衣者，以火焠之；刺大人者，以药熨之。

黄帝曰：药熨奈何？伯高答曰：用淳酒二十升，蜀椒一升，干姜一斤①，桂心一斤②，凡四种，皆㕮咀，渍酒中。用绵絮一斤，细白布四丈，并内酒中。置酒马矢煴中，盖封涂，勿使泄③，五日五夜，出布绵絮，曝干之，干复渍，以尽其汁。每渍必晬其日，乃出干。干，并用滓与绵絮，复布为复巾，长六七尺，为六七巾，则用之生桑炭炙巾，以熨寒痹所刺之处，令热入至于病所；寒，复炙巾以熨之，三十遍而止。汗出，以巾拭身，

---

① 一斤：《甲乙经》卷十第一上、《太素·三变刺》均作"一升"。

② 桂心一斤：《甲乙经》卷十第一上、《太素·三变刺》均作"桂一升"。

③ 泄：《甲乙经》卷十第一上作"气泄"，义胜。

亦三十遍而止。起步内中，无见风。每刺必熨，
如此病已矣。此所谓内热也。

官针第七

凡刺之要，官针最妙。九针之宜，各有所为，
长短大小，各有所施也①。不得其用，病弗能移。
病②浅针深，内伤良肉，皮肤为痈；病深针浅，病
气不泻，反③为大脓。病小针大，气泻太甚，疾必
为害④；病大针小，气不泄泻⑤，亦复为败。夫⑥针

---

① 也：《甲乙经》卷五第二、《太素·九针所主》均无此字，
疑衍。

② 病：原作"疾"，据《太素·九针所主》改，以与后文"病
深""病小""病大"一致。

③ 反：原作"支"，于义未通，据《甲乙经》卷五第二、《太
素·九针所主》改。

④ 疾必为害：《甲乙经》卷五第二作"病后必为害"。《太
素·九针所主》作"必后为害"。据文义似当作"后为害"。

⑤ 气不泄泻：《甲乙经》卷五第二、《太素·九针所主》均作
"大气不泻"，义胜。

⑥ 夫：原误作"失"，据《甲乙经》卷五第二、《太素·九针
所主》改。

之宜，大者大①泻，小者不移②。已言其过，请言其所施。

病在皮肤无常处者，取以镵针于病所，肤白勿取。病在分肉间，取以圆针于病所。病在经络痼痹者，取以锋针③。病在脉，气少当补之者，取以锃针于井荥分输。病为大脓者，取以铍针。病痹气暴发者，取以圆利针。病痹气痛而不去者，取以毫针。病在中者，取以长针。病水肿不能通④关节者，取以大针。病在五脏固居⑤者，取以锋针，泻于井荥分输，取以四时⑥。

---

① 大：原脱，据《甲乙经》卷五第二、《太素·九针所主》补。

② 小者不移："不移"二字义费解，似当作"小泻"，以与上文"大者大泻"相一致。

③ 病在经络痼痹者，取以锋针：《甲乙经》卷五第二、《太素·九针所主》并无此十一字。按以九针之序，锋针应在锃针之下。本节两言取以锋针，似为衍文。

④ 通：《甲乙经》卷五第二、《太素·九针所主》均作"过"。

⑤ 固居：马莳注本改为"固痹"，与前"取以锋针"合，义胜。

⑥ 取以四时：与前后文例不合，疑衍。

凡刺有九，以①应九变。一曰输刺，输刺者，刺诸经荥输、脏腧也。二曰远道刺，远道刺者，病在上，取之下，刺腑腧也。三曰经刺，经刺者，刺大经之结络经分也。四曰络刺，络刺者，刺小络之血脉也。五曰分刺，分刺者，刺分肉之间也。六曰大泻刺②，大泻刺者，刺大脓以铍针③也。七曰毛刺，毛刺者，刺浮痹于④皮肤也。八曰巨刺，巨刺者，左取右，右取左。九曰焠刺，焠刺者，刺燔针⑤则取痹也。

凡刺有十二节，以应十二经。一曰偶刺，偶刺者，以手直心若背，直痛所，一刺前，一刺后，以治心痹，刺此者，傍针之也。二曰报刺，报刺者，刺痛无常处也，上下行者，直内无拔针，以左手随病所按之乃出针，复刺之也。三曰恢刺，恢刺者⑥，

---

① 以：原作"日"，据《甲乙经》卷五第二改。

② 大泻刺：《太素·九刺》作"大刺"。

③ 以铍针：与前后文例不合，疑衍。

④ 于：原脱，据《甲乙经》卷五第二补。

⑤ 刺燔（fán 凡）针：《甲乙经》卷五第二无"刺"字，疑衍。

⑥ 者：原无，据前后文例补。

直刺傍之，举之前后，恢筋急，以治筋痹也。四曰
齐刺，齐刺者，直入一，傍入二，以治寒气小深
者。或曰三刺，三刺者，治痹气小深者也①。五曰
扬刺②，扬刺者，正内一，傍内四，而浮之，以治寒
气之博大者也。六曰直针刺，直针刺者，引皮乃刺
之，以治寒气之浅者也。七曰输刺，输刺者，直入
直出，稀发针而深之，以治气盛而热者也。八曰短
刺③，短刺者，刺骨痹，稍摇而深之，致针骨所，以
上下摩骨也。九曰浮刺，浮刺者，傍入而浮之，以
治肌急而寒者也。十曰阴刺，阴刺者，左右率④刺
之，以治寒厥，中寒厥，取足踝后⑤少阴也。十一

---

① 三刺者，治痹气小深者也：此与上文"齐刺"所治之义同，
疑为后人注语误入正文。

② 扬刺：《素问·长刺节论》新校正引《甲乙经》文作"阳
刺"。按："阳刺"与后"阴刺"为对文，似是。

③ 短刺：按后文云"刺骨痹""致针骨所"，则不当作"短
刺"，疑误。

④ 率：《素问·长刺节论》新校正引《甲乙经》作"卒"，义
胜。

⑤ 取足踝后：原作"足踝后"，无"取"字；《甲乙经》卷五
第二作"取踝后"，无"足"字。今结合文义，据补"取"字。

曰傍针刺，傍针刺者，直刺傍刺各一，以治留痹久居者也。十二曰赞刺，赞刺者，直入直出，数发针而浅之出血，是谓治痈肿也。

脉之所居深不见者，刺之微内针而久留之，以致其空脉气也。脉浅者勿刺，按绝其脉乃刺之，无令精[①]出，独出其邪气耳。所谓三刺则谷气出者，先浅刺绝皮，以出阳邪；再刺则阴邪出者，少益深，绝皮致肌肉，未入分肉间也；已入分肉之间，则谷气出。故《刺法》曰：始刺浅之，以逐邪气，而来血气[②]；后刺深之，以致阴气之邪[③]；最后刺极深之，以下谷气。此之谓也。故用针者，不知年之所加，气之盛衰，虚实之所起，不可以为工也。

凡刺有五，以应五脏。一曰半刺，半刺者，

---

① 精：此后疑脱"气"字，"精气"与下文"邪气"相对则义胜。

② 以逐邪气，而来血气：《甲乙经》卷五第二作"以逐阳邪之气"，无"而来血气"四字，与后"以致阴气之邪"为对文，义胜。

③ 阴气之邪：《甲乙经》卷五第二作"阴邪之气"，义胜。

浅内而疾发针，无针伤肉，如拔毛①状，以取皮气，此肺之应也。二曰豹文刺，豹文刺者，左右前后针之，中脉为故，以取经络之血者，此心之应也。三曰关刺，关刺者，直刺左右尽筋上，以取筋痹，慎无出血，此肝之应也，或曰渊刺，一曰岂刺②。四曰合谷刺，合谷刺者，左右鸡足针于分肉之间，以取肌痹，此脾之应也。五曰输刺，输刺者，直入直出，深内之至骨，以取骨痹，此肾之应也。

本神第八

黄帝问于岐伯曰：凡刺之法，先必③本于神。血、脉、营、气、精神，此五脏之所藏也，至其淫泆离脏则精失，魂魄飞扬，志意恍乱，智虑去

---

① 毛：《甲乙经》卷五第二、《太素·五刺》均作"发"。

② 或曰渊刺，一曰岂（kǎi 恺）刺：《甲乙经》卷五第二此八字在"四曰合谷刺"后，"一曰"作"又曰"。《太素·五刺》"渊刺"作"开刺"。

③ 先必：《甲乙经》卷一第一及马莳注本均作"必先"，义顺。

身者，何因而然乎？天之罪与？人之过乎？何谓德、气、生、精、神、魂、魄、心、意、志、思、智、虑？请问其故。岐伯答曰：天之在我者德也，地之在我者气也，德流气薄而生者也，故生之来谓之精，两精相搏谓之神，随神往来者谓之魂，并精而出入者谓之魄，所以任物者谓之心，心有所忆谓之意，意之所存谓之志，因志而存变谓之思，因思而远慕谓之虑，因虑而处物谓之智。故智者之养生也，必顺四时而适寒暑，和喜怒而安居处，节阴阳而调刚柔，如是则僻邪不至，长生久视。

是故怵惕思虑者则伤神，神伤则恐惧，流淫而不止。因悲哀动中者，竭绝而失生。喜乐者，神惮散而不藏；愁忧者，气闭塞而不行；盛怒者，迷惑而不治；恐惧者，神荡惮而不收。

心怵惕思虑则伤神，神伤则恐惧自失，破䐃脱肉，毛悴色夭，死于冬。脾愁忧而不解则伤意，意伤则悗乱，四肢不举，毛悴色夭，死于春。肝悲哀动中则伤魂，魂伤则狂妄[1]不精，不精则不正，当人阴缩而挛筋，两胁骨不举，毛悴色夭，死于秋。肺喜乐无极则伤魄，魄伤则狂，狂者意不存人，皮革焦，毛悴色夭，死于夏。肾盛怒而[2]不止则伤志，志伤则喜忘其前言，腰脊不可以俯仰屈伸，毛悴色夭，死于季夏。

恐惧而不解则伤精，精伤则骨酸痿厥，精时自下。是故五脏主藏精者也，不可伤，伤则失守而阴虚，阴虚则无气，无气则死矣。是故用针者，察观病人之态，以知精神魂魄之存亡得失之意，五者以伤[3]，针不可以治之也。

肝藏血，血舍魂，肝气虚则恐，实则怒。脾藏营，营舍意，脾气虚则四肢不用，五脏不安，实则腹胀，经溲[4]不利。心藏脉，脉舍神，心气虚

---

① 妄：原作"忘"，据《甲乙经》卷一第一、《千金方》卷十一第一改。

② 而：《甲乙经》卷一第一无此字，与前文例合，似是。

③ 五者以伤：《太素》卷六首篇作"五脏已伤"，义胜。

④ 经溲：《脉经》卷六第五、《甲乙经》卷一第一、《素问·调经论》王冰注引《针经》均作"泾溲"。

则悲，实则笑不休。肺藏气，气舍魄，肺气虚则鼻塞不利①，少气，实则喘喝，胸盈仰息。肾藏精，精舍志，肾气虚则厥，实则胀，五脏不安。必审②五脏之病形，以知其气之虚实，谨而调之也。

终始第九

凡刺之道，毕于终始。明知终始，五脏为纪，阴阳定矣。阴者主脏，阳者主腑，阳受气于四末，阴受气于五脏。故泻者迎之，补者随之，知迎知随，气可令和。和气之方，必通阴阳，五脏为阴，六腑为阳。传之后世，以血为盟，敬之者昌，慢之者亡，无道行私，必得夭殃。

谨奉天道，请言终始。终始者，经脉为纪。持其脉口人迎，以知阴阳有余不足，平与不平，

① 鼻塞不利：《甲乙经》卷一第一作"鼻息不利"；《脉经》卷六第五、《素问·调经论》王冰注引《针经》作"鼻息利"；《太素》卷六首篇作"息利"。

② 审：此后《甲乙经》卷一第一、《太素》卷六首篇均有"察"字。

天道毕矣。所谓平人者不病，不病者，脉口人迎应四时也，上下相应而俱往来也，六经之脉不结动也，本末之寒温①相守司也，形肉血气必相称也，是谓平人。

少气者，脉口人迎俱少②而不称尺寸也。如是者，则阴阳俱不足，补阳则阴竭，泻阴则阳脱。如是者，可将以甘药，不③可饮以至剂。如此者，弗久不已④，因而泻之，则五脏气坏矣。

人迎一盛，病在足少阳；一盛而躁，病在手少阳。人迎二盛，病在足太阳；二盛而躁，病在手太阳。人迎三盛，病在足阳明；三盛而躁，病在手阳明。人迎四盛，且大且数，名曰溢阳，溢阳为外格。脉口一盛，病在足厥阴；一盛⑤而躁，

_____

① 温：此后原衍"之"字，据《太素·人迎脉口诊》删。

② 少：似当作"小"，或因涉上文"少气"致误。

③ 不：此后《太素·人迎脉口诊》有"愈"字。

④ 弗久不已：原作"弗灸，不已者"，义晦，故据《太素·人迎脉口诊》及杨上善注改。

⑤ 一盛：此前原衍"厥阴"二字。据《素问·六节藏象论》王冰注引本经、《甲乙经》卷五第五、《太素·人迎脉口诊》删。

在手心主。脉口二盛，病在足少阴；二盛而躁，在手少阴。脉口三盛，病在足太阴；三盛而躁，在手太阴。脉口四盛，且大且数者，名曰溢阴，溢阴为内关，内关不通死不治。人迎与太阴[1]脉口俱盛四倍以上，命曰关格，关格者与之短期。

人迎一盛，泻足少阳而补足厥阴，二泻一补，日一取之，必切而验之，躁[2]取之上，气和乃止。人迎二盛，泻足太阳而[3]补足少阴，二泻一补，二日一取之，必切而验之，躁取之上，气和乃止。人迎三盛，泻足阳明而补足太阴，二泻一补，日二取之，必切而验之，躁取之上，气和乃止。脉口一盛，泻足厥阴而补足少阳，二补一泻，日一取之，必切而验之，躁取之上[4]，气和乃止。脉口

---

① 太阴：《素问·六节藏象论》无此二字。据前文例，疑衍。

② 躁：原误作"踈"，据《太素·人迎脉口诊》改。下五"躁"字同改。

③ 而：原脱，据《甲乙经》卷五第五、《太素·人迎脉口诊》补，以与前后句式合。

④ 取之上：原作"而取上"，据《太素·人迎脉口诊》改，以与前后句式合。

二盛，泻足少阴而补足太阳，二补一泻，二日一
取之，必切而验之，躁取之上，气和乃止。脉口
三盛，泻足太阴而补足阳明，二补一泻，日二取
之，必切而验之，躁而取之上，气和乃止。所以
日二取之者，太阴[①]主胃，大富于谷气，故可日二
取之也。人迎与脉口俱盛三倍[②]以上，命曰阴阳俱
溢，如是者不开，则血脉闭塞，气无所行，流淫
于中，五脏内伤。如此者，因而灸之，则变易而
为他病矣。

凡刺之道，气调而止，补阴泻阳，音气益
彰[③]，耳目聪明，反此者血气不行。所谓气至而有
效者[④]，泻则益虚，虚者脉大如其故而不坚也，大

①　太阴：原作"太阳"，据《甲乙经》卷五第五、《太素·人
迎脉口诊》改。

②　三倍：《甲乙经》卷五第五作"四倍"。

③　音气益彰：《甲乙经》卷五第五作"音声益彰"，《太素·人
迎脉口诊》作"音气并彰"。以《甲乙经》义胜。

④　所谓气至而有效者：此句与上下文不相协，考本经《九针
十二原》有"气至而有效"句，而《小针解》无此释，或为该
篇之文错简于此。

如故而益坚者①，适虽言快②，病未去也。补则益实，实者脉大如其故而益坚也，大③如其故而不坚者，适虽言快，病未去也。故补则实，泻则虚，痛虽不随针减④，病必衰去。必先通十二经脉之所生病，而后可得传于终始矣。故阴阳不相移，虚实不相倾，取之其经。

凡刺之属，三刺至谷气，邪僻妄合，阴阳易居，逆顺相反，沉浮异处，四时不得，稽留淫泆，须针而去。故一刺则阳邪出，再刺则阴邪出，三刺则谷气至，谷气至而止。所谓谷气至者，已补而实，已泻而虚，故以知谷气至也。邪气独去者，阴与阳未能调，而病知愈也。故曰补则实，泻则虚，痛虽不随针减⑤，病必衰去矣。

---

① 大如故而益坚者：原作"坚如其故者"，文义不明，故据《甲乙经》卷五第五改。

② 快：原作"故"，据《太素·人迎脉口诊》改。

③ 大：原作"夫"，形近致误，据《甲乙经》卷五第五、《太素·人迎脉口诊》改。

④ 减：原脱，据《甲乙经》卷五第五补。

⑤ 减：原脱，据《甲乙经》卷五第五、《太素·三刺》补。

阴盛而阳虚，先补其阳，后泻其阴而和之。阴虚而阳盛，先补其阴，后泻其阳而和之。

三脉动于足大指之间，必审其实虚。虚而泻之，是谓重虚，重虚病益甚。凡刺此者，以指按之，脉动而实且疾者则①泻之，虚而徐者则补之，反此者病益甚。其动也，阳明在上，厥阴在中，少阴在下。

膺腧中膺，背腧中背，肩膊虚者，取之上。重舌，刺舌柱以铍针也。手屈而不伸者，其病在筋，伸而不屈者，其病在骨。在骨守骨，在筋守筋。

补须②一方实，深取之，稀按其痏，以极出其邪气。一方虚，浅刺之，以养其脉，疾按其痏，无使邪气得入。邪气来也紧③而疾，谷气来也徐而

---

① 则：原作"疾"，涉上"疾"字误，据《甲乙经》卷五第五改，以与后文"则补之"句式相合。

② 补须：此二字与后文义不相协，疑有错脱。《太素·三刺》杨上善云："量此补下脱一泻字。"《类经》张介宾注云："补当作刺。"可参。

③ 紧：《太素·三刺》作"坚"。

和。脉实者，深刺之，以泄其气；脉虚者，浅刺之，使精气无得出，以养其脉，独出其邪气。刺诸痛者^①，其脉皆实。

故曰^②：从腰以上者，手太阴阳明皆主之；从腰以下者，足太阴阳明皆主之。病在上者下取之，病在下者高取之，病在头者取之足，病在腰^③者取之腘。病生于头者头重，生于手者臂重，生于足者足重。治病者，先刺其病所从生者也。

春气在毫^④毛，夏气在皮肤，秋气在分肉，冬气在筋骨，刺此病者，各以其时为齐。故刺肥人者，以^⑤秋冬之齐；刺瘦人者，以春夏之齐。病痛者阴也，痛而以手按之不得者阴也，深刺之；痒

---

① 刺诸痛者：此后《甲乙经》卷五第五、《太素·三刺》均有"深刺之，诸痛者"六字。

② 故曰：《甲乙经》卷五第五、《太素·三刺》均无此二字，疑衍。

③ 腰：原误作"足"，据《甲乙经》卷五第五、《太素·三刺》改。

④ 毫：原脱，据《甲乙经》卷五第五、《太素·三刺》补，以与下文句式合。

⑤ 以：原脱，据《甲乙经》卷五第五补。

者阳也，浅刺之^①。病在上者阳也，病在下者阴也。

病先起于^②阴者，先治其阴而后治其阳；病先起于^③阳者，先治其阳而后治其阴。刺热厥者，留针反为寒；刺寒厥者，留针反为热。刺热厥者，二阴一阳；刺寒厥者，二阳一阴。所谓二阴者，二刺阴也；一^④阳者，一刺阳也。久病者，邪气入深，刺此病者，深内而久留之，间日而复刺之，必先调其左右，去其血脉，刺道毕矣。

凡刺之法，必察其形气。形肉未脱，少气而脉又躁，躁厥^⑤者，必为缪刺之，散气可收，聚气可布。深居静处，占^⑥神往来，闭户塞牖，魂魄不

---

① 痒者阳也，浅刺之：此七字原错简在后文"病在下者阴也"句后，今据《甲乙经》卷五第五移此。

② 于：原脱，据《甲乙经》卷五第五、《太素·三刺》补。

③ 于：原脱，据《甲乙经》卷五第五、《太素·三刺》补。

④ 一：此前《甲乙经》卷七第三有"所谓"二字；"一"作"二"，下"一"字同。

⑤ 厥：《甲乙经》卷五第五注云："厥，一作疾。"按作"疾"义胜。

⑥ 占：《太素·三刺》作"与"，义胜。

散，专意一神，精气不①分，毋闻人声，以收其精，必一其神，令志②在针，浅而留之，微而浮之，以移其神，气至乃休。男内女外，坚拒勿出，谨守勿内，是谓得气。

凡刺之禁：新内勿刺，新刺勿内；已③醉勿刺，已刺勿醉；新④怒勿刺，已刺勿怒；新劳勿刺，已刺勿劳；已饱勿刺，已刺勿饱；已饥勿刺，已刺勿饥；已渴勿刺，已刺勿渴。大惊大恐，必定其气乃刺之。乘车来者，卧而休之，如食顷乃刺之。步⑤行来者，坐而休之，如行十里顷乃刺之。凡此十二禁者，其脉乱气散，逆其营卫，经气不次，因而刺之，则阳病入于阴，阴病出为阳，则邪气复生，粗工勿察，是谓伐身，形体淫泺⑥，

---

① 不：原误作"之"，据《太素·三刺》改。

② 志：《太素·三刺》作"之"。

③ 已：《甲乙经》卷五第一上、《素问·刺禁论》新校正引本经均作"大"，下文"已饱""已饥""已渴"均同。

④ 新：《甲乙经》卷五第一上、《素问·刺禁论》新校正引本经均作"大"，下"新劳"同。

⑤ 步：原作"出"，据《甲乙经》卷五第一上改。

⑥ 淫泺：原作"淫泆"，据《甲乙经》卷五第一上改。

乃消脑髓，津液不化，脱其五味，是谓失气也。

太阳之脉，其终也，戴眼，反折，瘛疭，其色白，绝皮乃绝汗，绝汗则终矣。少阳终者，耳聋，百节尽纵，目系绝，目系绝一日半则死矣，其死也，色青白乃死。阳明终者，口目动作，喜惊，妄言，色黄，其上下之经盛而不行，则终矣。少阴终者，面黑齿长而垢，腹胀闭塞，上下不通而终矣。厥阴终者，中热嗌干，喜溺，心烦，甚则舌卷卵上缩而终矣。太阴终者，腹胀闭，不得息，善噫① 善呕，呕则逆，逆则面赤，不逆则上下不通，上下不通则面黑皮毛燋而终矣。

---

① 善噫：原作"气噫"，据《素问·诊要经终论》《甲乙经》卷二第一上引《九卷》改。

卷之三

经脉第十

雷公问于黄帝曰：《禁服》[①]之言，凡刺之理，经脉为始，营其所行，知[②]其度量，内次[③]五脏，外别六腑，愿尽闻其道。黄帝曰：人始生，先成精，精成而脑髓生，骨为干，脉为营，筋为刚，肉为墙，皮肤坚而毛发长，谷入于胃，脉道以通，血气乃行。雷公曰：愿卒闻经脉之始生。黄帝曰：经脉者，所以能[④]决死生，处百病，调虚实，不可

---

① 《禁服》：原作"禁脉"，因此后六句与本经《禁服》篇同，故据改。

② 知：原作"制"，据本经《禁服》篇、《太素·人迎脉口诊》改。

③ 次：本经《禁服》篇作"刺"。

④ 能：《太素》卷八首篇、《素问·调经论》王冰注引本经均无此字。

不通。

肺手太阴之脉，起于中焦，下络大肠，还循胃口，上膈属肺，从肺系横出腋下，下循臑内，行少阴、心主之前，下肘中，循臂内上骨下廉，入寸口，上鱼，循鱼际，出大指之端；其支者，从腕后直出次指内廉，出其端。是动则病肺胀满，膨膨而喘咳，缺盆中痛，甚则交两手而瞀，此为臂厥。是主肺所生病者，咳，上气喘喝[1]，烦心胸满，臑臂内前廉痛厥[2]，掌中热。气盛有余，则肩背痛，风寒汗出中风，小便数而欠。气虚则肩背痛寒，少气不足以息，溺色变。为此诸病，盛则泻之，虚则补之，热则疾之，寒则留之，陷下则灸之，不盛不虚以经取之。盛者寸口大三倍于人迎，虚者则寸口反小于人迎也。

大肠手阳明之脉，起于大指次指之端，循指上廉，出合谷两骨之间，上入两筋之中，循臂上

---

[1] 喝：原误作"渴"，据《脉经》卷六第七、《甲乙经》卷二第一上改。

[2] 厥：《脉经》卷六第七无此字，疑衍。

廉，入肘外廉，上臑外前廉，上肩，出髃骨之前廉，上出于柱骨之会上，下入缺盆，络肺，下膈，属大肠；其支者，从缺盆上颈贯颊，入下齿中，还出夹口，交人中，左之右，右之左，上夹鼻孔。是动则病齿痛颈肿。是主津①所生病者，目黄口干，鼽衄，喉痹，肩前臑痛，大指次指痛不用。气有余则当脉所过者热肿，虚则寒栗不复。为此诸病，盛则泻之，虚则补之，热则疾之，寒则留之，陷下则灸之，不盛不虚以经取之。盛者人迎大三倍于寸口，虚者人迎反小于寸口也。

胃足阳明之脉，起于鼻②，交频中，旁纳③太阳之脉，下循鼻外，入上齿中，还出夹口环唇，下交承浆，却循颐后下廉，出大迎，循颊车，上耳前，过客主人，循发际，至额颅；其支者，从大

① 津：此后原有"液"字，据后文，"液"为手太阳小肠所主，不当重出于此，故据《脉经》卷六第八、《太素·经脉连环》删。

② 鼻：此后原衍"之"字，据《脉经》卷六第六、《甲乙经》卷二第一上、《太素·经脉连环》删。

③ 纳：《脉经》卷六第六、《甲乙经》卷二第一上均作"约"。

迎前下人迎，循喉咙，入缺盆，下膈，属胃络脾；
其直者，从缺盆下乳内廉，下夹脐，入气街中；
其支者，起于胃口，下循腹里，下至气街中而合，
以下髀关，抵伏兔，下膝髌中，下循胫外廉，下
足跗，入中指内间；其支者，下膝①三寸而别，下
入中指外间；其支者，别跗上，入大指间，出其
端。是动则病洒洒振寒，善伸②数欠，颜黑，病至
则恶人与火，闻木声则惕然而惊，心欲动，独闭
户塞牖而处，甚则欲上高而歌，弃衣而走，贲响
腹胀，是为骭厥。是主血所生病者，狂疟③，温淫
汗出，鼽衄，口㖞唇胗④，颈肿喉痹，大腹水肿，
膝髌肿痛，循膺、乳、气街、股、伏兔、骭外廉、
足跗上皆痛，中指不用。气盛则身以前皆热，其

---

① 膝：原作"廉"，据《脉经》卷六第六、《甲乙经》卷二第
一上、《太素·经脉连环》改。

② 伸：原作"呻"，形近致误，据《脉经》卷六第六、《甲乙
经》卷二第一上、《太素·经脉连环》改。

③ 狂疟：《甲乙经》卷二第一上作"狂瘨"，义胜。

④ 唇胗：《脉经》卷六第六、《甲乙经》卷二第一上均作"唇
紧"。

有余于胃，则消谷善饥，溺色黄。气不足则身以前皆寒栗，胃中寒则胀满。为此诸病，盛则泻之，虚则补之，热则疾之，寒则留之，陷下则灸之，不盛不虚以经取之。盛者人迎大三倍于寸口，虚者人迎反小于寸口也。

脾足太阴之脉，起于大指之端，循指内侧白肉际，过核骨后，上内踝前廉，上腨[①]内，循胫骨后，交出厥阴之前，上[②]膝股内前廉，入腹，属脾络胃，上膈，夹咽，连舌本，散舌下；其支者，复从胃别上膈，注心中。是动则病舌本强，食则呕，胃脘痛，腹胀善噫，得后与气[③]则快然如衰，身体皆重。是主脾所生病者，舌本痛，体不能动摇，食不下，烦心，心下急痛，溏瘕泄，水闭，黄疸，不能卧，强立股膝内肿厥[④]，足大指不用。为此诸病，盛则泻之，虚

---

① 腨（chuǎi 揣）：原作"踹"，据《脉经》卷六第五、《甲乙经》卷二第一上、《太素·经脉连环》改。

② 上：此后《脉经》卷六第五、《甲乙经》卷二第一上、《太素·经脉连环》均有"循"字。

③ 得后与气：《太素·经脉连环》作"后出余气"。

④ 肿厥：《脉经》卷六第五作"痛厥"。

则补之，热则疾之，寒则留之，陷下则灸之，不盛不虚以经取之。盛者寸口大三倍于人迎，虚者寸口反小于人迎。

心手少阴之脉，起于心中，出属心系，下膈，络小肠；其支者，从心系上夹咽，系目系；其直者，复从心系却上肺，下出腋下，下循臑内后廉，行太阴、心主之后，下肘内，循臂内后廉，抵掌后锐骨之端，入掌内后廉，循小指之内出其端。是动则病嗌干心痛，渴而欲饮，是为臂厥。是主心所生病者，目黄胁痛，臑臂内后廉痛厥，掌中热痛。为此诸病，盛则泻之，虚则补之，热则疾之，寒则留之，陷下则灸之，不盛不虚以经取之。盛者寸口大再倍于人迎，虚者寸口反小于人迎也。

小肠手太阳之脉，起于小指之端，循手外侧上腕，出踝中，直上循臂骨下廉，出肘内侧两骨①之间，上循臑外后廉，出肩解，绕肩胛，交肩上，入缺盆，络心，循咽，下膈，抵胃，属小

---

① 两骨：原误作"两筋"，据《脉经》卷六第四、《甲乙经》卷二第一上、《太素·经脉连环》改。

肠；其支者，从缺盆循颈上颊，至目锐眦，却入耳中；其支者，别颊上䪼抵鼻，至目内眦，斜络于颧。是动则病嗌痛颔肿，不可以顾，肩似拔，臑似折。是主液所生病者，耳聋目黄颊肿，颈、颔、肩、臑、肘、臂外后廉痛。为此诸病，盛则泻之，虚则补之，热则疾之，寒则留之，陷下则灸之，不盛不虚以经取之。盛者人迎大再倍于寸口，虚者人迎反小于寸口也。

膀胱足太阳之脉，起于目内眦，上额交巅；其支者，从巅至耳上角^①；其直者，从巅入络脑，还出别下项，循肩髆内，夹脊抵腰中，入循膂，络肾属膀胱；其支者，从腰中下夹脊，贯臀入腘中；其支者，从髆内左右别下贯胛，夹脊内，过髀枢，循髀外，从后廉^②下合腘中，以下贯腨内，出外踝之后，循京骨，至小指^③外侧。是动则病

---

① 角：原作"循"，据《甲乙经》卷二第一上改。

② 从后廉：《脉经》卷六第十、《甲乙经》卷二第一上、《太素·经脉连环》均无"从"字，"后廉"接上读。

③ 小指：《素问·厥论》王冰注引本文作"小指之端"，于义较明。

冲头痛，目似脱，项如拔，脊痛，腰似折，髀不可以曲，腘如结，腨如裂，是为踝厥。是主筋所生病者，痔，疟，狂癫疾，头囟项痛，目黄泪出，衄衂，项、背、腰、尻、腘、腨、脚皆痛，小指不用。为此诸病，盛则泻之，虚则补之，热则疾之，寒则留之，陷下则灸之，不盛不虚以经取之。盛者人迎大再倍于寸口，虚者人迎反小于寸口也。

肾足少阴之脉，起于小指之下，邪①走足心，出于然骨②之下，循内踝之后，别入跟中，以上腨内，出腘内廉，上股内后廉，贯脊，属肾络膀胱；其直者，从肾上贯肝膈，入肺中，循喉咙，夹舌本；其支者，从肺出络心，注胸中。是动则病饥不欲食，面如漆柴，咳唾则有血，喝喝而喘，坐而欲起，目䀮䀮如无所见，心如悬若饥状，气不足则善恐，心惕惕如人将捕之，是为骨厥。是主肾所生病者，口热舌干，咽肿上气，嗌干及痛，

---

① 邪：《甲乙经》卷二第六作"斜"。按"邪"通"斜"。

② 然骨：原作"然谷"，据《脉经》卷六第九、《太素·经脉连环》改。

烦心心痛，黄疸，肠澼，脊股内后廉痛，痿厥嗜卧，足下热而痛。为此诸病，盛则泻之，虚则补之，热则疾之，寒则留之，陷下则灸之，不盛不虚以经取之。灸则强食生肉，缓带披发，大杖重履而步[1]。盛者寸口大再倍于人迎，虚者寸口反小于人迎也。

心主手厥阴心包络之脉，起于胸中，出属心包络，下膈，历络三焦；其支者，循胸出胁，下腋三寸，上抵腋下，循臑内，行太阴少阴之间，入肘中，下臂[2]，行两筋之间，入掌中，循中指出其端；其支者，别掌中，循小指次指出其端。是动则病手心热，臂肘挛急，腋肿，甚则胸胁支满，心中憺憺[3]大动，面赤目黄，喜笑不休。是主脉所生病者，烦心心痛，掌中热。为此诸病，盛则泻之，虚则补之，热则疾之，寒则留之，陷下则灸之，不盛不虚

---

[1] 灸则强食生肉……重履而步：律以前后文例，此十六字疑衍。

[2] 下臂：《甲乙经》卷二第一上作"下循臂"。

[3] 憺憺：《脉经》卷六第三、《太素·经脉连环》均作"澹澹"。

以经取之。盛者寸口大一倍于人迎，虚者寸口反小于人迎也。

三焦手少阳之脉，起于小指次指之端，上出两指之间，循手表腕，出臂外两骨之间，上贯肘，循臑外上肩，而交出足少阳之后，入缺盆，布膻中，散络①心包，下膈，循②属三焦；其支者，从膻中上出缺盆，上项，系③耳后，直上出耳上角，以屈下颊④至䪼；其支者，从耳后入耳中，出走耳前，过客主人前，交颊，至目锐眦。是动则病耳聋浑浑焞焞⑤，嗌肿喉痹。是主气所生病者，汗出，目锐眦痛，颊痛⑥，耳后、肩、臑、肘、臂外皆痛，小指次指不用。为此诸病，盛则泻之，虚则补之，

---

① 络：原作"落"，据《脉经》卷六第十一、《甲乙经》卷二第一上、《太素·经脉连环》改。

② 循：《脉经》卷六第十一、《太素·经脉连环》并作"遍"。

③ 系：《脉经》卷六第十一、《甲乙经》卷二第一上并作"侠"，义胜。

④ 颊：《脉经》卷六第十一、《甲乙经》卷二第一上并作"额"。

⑤ 焞焞（tūn tūn 吞吞）：《太素·经脉连环》作"淳淳"。

⑥ 颊痛：《脉经》卷六第十一作"颊肿"。

热则疾之，寒则留之，陷下则灸之，不盛不虚以
经取之。盛者人迎大一倍于寸口，虚者人迎反小
于寸口也。

胆足少阳之脉，起于目锐眦，上抵头角，下
耳后，循颈，行手少阳之前，至肩上，却交出手
少阳之后，入缺盆；其支者，从耳后入耳中，出
走耳前，至目锐眦后^①；其支者，别锐眦，下大迎，
合于手少阳，抵于𬼀，下加颊车，下颈，合缺
盆，以下胸中，贯膈，络肝属胆，循胁里，出气
街，绕毛际，横入髀厌中；其直者，从缺盆下腋，
循胸过季胁，下合髀厌中，以下循髀阳，出膝外
廉，下外辅骨之前，直下抵绝骨之端，下出外踝
之前，循足跗上，入小指次指之间；其支者，别
跗上，入大指之间，循大指歧骨内出其端，还贯
爪甲，出三毛。是动则病口苦，善太息，心胁痛
不能转侧，甚则面微有尘，体无膏泽，足外反热，
是为阳厥。是主骨所生病者，头痛颔痛，目锐眦

———

① 其支者……至目锐眦后：《灵枢识》丹波元简云："其支者
十八字，与前三焦文重，恐此剩文。"

痛，缺盆中肿痛，腋下肿，马刀侠瘿，汗出振寒，疟，胸、胁、肋、髀、膝外至胫、绝骨、外踝前及诸节皆痛，小指次指不用。为此诸病，盛则泻之，虚则补之，热则疾之，寒则留之，陷下则灸之，不盛不虚以经取之。盛者人迎大一倍于寸口，虚者人迎反小于寸口也。

肝足厥阴之脉，起于大指丛毛之际，上循足跗上廉，去内踝一寸，上踝八寸，交出太阴之后，上腘内廉，循股阴，入毛中，环①阴器，抵小腹，夹胃，属肝络胆，上贯膈，布胁肋，循喉咙之后，上入颃颡，连目系，上出额，与督脉会于巅；其支者，从目系下颊里，环唇内；其支者，复从肝别贯膈，上注肺。是动则病腰痛不可以俯仰，丈夫癀疝②，妇人少腹肿，甚则嗌干，面尘脱色。是

---

① 环：原作"过"，据《脉经》卷六第一、《甲乙经》卷二第一上、《太素·经脉连环》改。

② 癀（tuí 颓）疝：《脉经》卷六第一、《太素·经脉连环》均作"颓疝"，《甲乙经》卷二第一上作"㿗疝"。按颓、癀、㿗三字并通。

主①肝所生病者，胸满，呕逆，飧泄，狐疝，遗溺，闭癃。为此诸病，盛则泻之，虚则补之，热则疾之，寒则留之，陷下则灸之，不盛不虚以经取之。盛者寸口大一倍于人迎，虚者寸口反小于人迎也。

手太阴气绝则皮毛焦，太阴者，行气温于皮毛者也，故气不荣则皮毛焦，皮毛焦则津液去皮节，津液去皮节者，则爪②枯毛折，毛折者则气③先死，丙笃丁死，火胜金也。

手少阴气绝则脉不通，少阴者心脉也，心者脉之合也④，脉不通则血不流，血不流则色不泽⑤，

---

① 主：原脱，据《脉经》卷六第一、《甲乙经》卷二第一上、《太素·经脉连环》补。

② 爪：《难经·二十四难》作"皮"，与上文相合，义胜。

③ 气：原作"毛"，据《难经·二十四难》《脉经》卷三第四改。

④ 少阴者心脉也，心者脉之合也：此十二字原脱，据《脉经》卷三第二、《千金方》卷十三第一补，以与前后各条相一致。

⑤ 色不泽：原作"髦色不泽"，《难经·二十四难》作"色泽去"，《脉经》卷三第二、《甲乙经》卷二第一上均作"发色不泽"。按心主色，其华在面，不当有"髦""发"等字，故据删。

故其面黑如漆柴者，血先死，壬笃癸死，水胜火也。

足太阴气绝①则脉不荣肌肉②，唇舌③者，肌肉之本也，脉不荣则肌肉软，肌肉软则舌萎④人中满，人中满则唇反，唇反者肉先死，甲笃乙死，木胜土也。

足少阴气绝则骨枯，少阴者冬脉也，伏行而濡骨髓者也，故骨不濡则肉不能著也，骨肉不相亲则肉软却，肉软却故齿长而垢，发无泽，发无泽者骨先死，戊笃己死，土胜水也。

足厥阴气绝则筋绝⑤，厥阴者肝脉也，肝者筋

---

① 绝：此后原衍"者"字，与前后文例不合，据《难经·二十四难》《脉经》卷三第三、《甲乙经》卷二第一上删。

② 荣肌肉：《难经·二十四难》《脉经》卷三第三、《甲乙经》卷二第一上均作"营其口唇"。

③ 唇舌：《难经·二十四难》《脉经》卷三第三、《甲乙经》卷二第一上均作"口唇"。

④ 舌萎：《脉经》卷三第三、《甲乙经》卷二第一上均无此二字。

⑤ 筋绝：《难经·二十四难》《脉经》卷三第一均作"筋缩引卵与舌"。

之合也，筋者聚于阴器[1]，而脉络于舌本也，故脉弗荣则筋急，筋急则引舌与卵，故唇青、舌卷、卵缩，则筋先死，庚笃辛死，金胜木也。

五阴气俱绝则目系转，转则目运，目运者为志先死，志先死则远一日半死矣。六阳气俱[2]绝则阴与阳相离，离则腠理发泄，绝汗乃出[3]，故旦占夕死，夕占旦死，此十二经之败也[4]。

经脉十二者，伏行分肉之间，深而不见；其常见者，足太阴过于内踝[5]之上，无所隐故也。诸脉之浮而常见者，皆络脉也。六经络手阳明少阳

---

[1] 阴器：原作"阴气"，据《难经·二十四难》《脉经》卷三第一、《甲乙经》卷二第一上及《素问·诊要经终论》王冰注引本经文改。

[2] 俱：原脱，据《难经·二十四难》《甲乙经》卷二第一上补，以与上"五阴气俱绝"文例一致。

[3] 出：此后《难经·二十四难》《甲乙经》卷二第一上均有"大如贯珠，转出不流，即气先死"十二字。疑本经有脱文。

[4] 此十二经之败也：此七字原脱，据《甲乙经》卷二第一上补。

[5] 内踝：原作"外踝"，与经脉循行不合，据《太素·经络别异》改。

之大络，起于五指间，上合肘中。饮酒者，卫气先行皮肤，先充络脉，络脉先盛，故卫气已平，营气乃满，而经脉大盛。脉之卒然动者，皆邪气居之，留于本末；不动则热，不坚则陷且空，不与众同，是以知其何脉之病[1]也。

雷公曰：何以知经脉之与络脉异也？黄帝曰：经脉者常不可见也，其虚实也以气口知之，脉之见者皆络脉也。

雷公曰：细子无以明其然也。黄帝曰：诸络脉皆不能经大节之间，必行绝道而出入，复合于皮中，其会皆见于外，故诸刺络脉者，必刺其结上，甚血者虽无结，急取之以泻其邪而出其血，留之发为痹也。

凡诊络脉，脉色青则寒且痛，赤则有热。胃中寒，手鱼之络多青矣；胃中有热，鱼际络赤，其暴黑者，留久痹也；其有赤有黑有青者，寒热气也。其青短者，少气也。凡刺寒热者皆多血络，必间日而一取之，血尽而止，乃调其虚实，其小

---

[1] 病：原作"动"，涉上文致误，据《太素·经络别异》改。

而短者少气，甚者泻之则闷，闷甚则仆不得言，闷则急坐之也。

手太阴之别，名曰列缺，起于腕上分间，并太阴之经直入掌中，散入于鱼际。其病实则手锐掌热，虚则欠㰦，小便遗数，取之去腕一寸半①，别走阳明也。

手少阴之别，名曰通里，去腕一寸②，别而上行，循经入于心中，系舌本，属目系。其实则支膈，虚则不能言，取之腕③后一寸，别走太阳也。

手心主之别，名曰内关，去腕二寸，出于两筋之间，循经以上系于心包，络心系。实则心痛，虚则为烦心④，取之两筋间也。

手太阳之别，名曰支正，上腕五寸，内注少

---

① 一寸半：原误作"半寸"，据《脉经》卷六第七、《太素·十五络脉》改。

② 一寸：原误作"一寸半"，据《太素·十五络脉》改。

③ 腕：原误作"掌"，据《甲乙经》卷二第一下、《太素·十五络脉》及本节上文改。

④ 烦心：原作"头强"。按手心主脉不上头，不当有此症，故据《脉经》卷六第三、《甲乙经》卷二第一下改。

阴；其别者，上走肘，络肩髃。实则节弛肘废，虚则生肬，小者如指痂疥，取之所别也。

手阳明之别，名曰偏历，去腕三寸，别入太阴；其别者，上循臂，乘肩髃，上曲颊偏齿；其别者，入耳合于宗脉。实则龋聋，虚则齿寒痹隔，取之所别也。

手少阳之别，名曰外关，去腕二寸，外绕臂，注胸中，合心主。病实则肘挛，虚则不收，取之所别也。

足太阳之别，名曰飞扬，去踝七寸，别走少阴。实则鼻窒①头背痛，虚则衄䶊，取之所别也。

足少阳之别，名曰光明，去踝五寸，别走厥阴，下②络足跗。实则厥，虚则痿躄，坐不能起，取之所别也。

足阳明之别，名曰丰隆，去踝八寸，别走太阴；其别者，循胫骨外廉，上络头项，合诸经之

---

① 鼻窒：原作"鼽窒"，据《太素·十五络脉》改。
② 下：此前《甲乙经》卷二第一下有"并经"二字。

气，下络喉嗌。其病气逆则喉痹瘁喑①，实则狂癫，虚则足不收，胫枯，取之所别也。

足太阴之别，名曰公孙，去本节之后一寸，别走阳明；其别者，入络肠胃。厥气上逆则霍乱，实则腹②中切痛，虚则鼓胀，取之所别也。

足少阴之别，名曰大钟，当踝后绕跟，别走太阳；其别者，并经上走于心包，下外③贯腰脊。其病气逆则烦闷，实则闭癃，虚则腰痛，取之所别者也。

足厥阴之别，名曰蠡沟，去内踝五寸，别走少阳，其别者，循胫④上睾，结于茎。其病气逆则睾肿卒疝，实则挺长，虚则暴痒，取之所别也。

任脉之别，名曰尾翳，下鸠尾，散于腹。实

---

① 瘁喑：《太素·十五络脉》及张志聪注本作"卒喑"。按瘁、卒义同。

② 腹：原作"肠"，据《脉经》卷六第五、《太素·十五络脉》改。

③ 外：《脉经》卷六第五、《太素·十五络脉》均无此字。

④ 循胫：原作"径胫"，据《太素·十五络脉》改。《脉经》卷六第一、《甲乙经》卷二第一下均作"循经"。

则腹皮痛，虚则痒搔，取之所别也。

督脉之别，名曰长强，夹膂①上项，散头上，下当肩胛左右别走太阳，入贯膂。实则脊强，虚则头重，高摇之，夹脊之有过者，取之所别也。

脾之大络，名曰大包，出渊腋下三寸，布胸胁。实则身尽痛，虚则百节②皆纵，此脉若罗络之血者，皆取之脾之大络脉也③。

凡此十五络者，实则必见，虚则必下，视之不见，求之上下，人经不同，络脉异所别也。

经别第十一

黄帝问于岐伯曰：余闻人之合于天道④也，内有五脏，以应五音、五色、五时、五味、五位也；

---

① 膂：《甲乙经》卷二第一下、《太素·十五络脉》均作"脊"。

② 节：此后原衍"尽"字，据《太素·十五络脉》删。

③ 皆取之脾之大络脉也：《太素·十五络脉》作"皆取之所别"。

④ 天道：《甲乙经》卷二第一下作"天地"。

外有六腑，以应六律。六律建，阴阳[1]诸经而合
之十二月、十二辰、十二节、十二经水、十二时、
十二经脉者。此五脏六腑之所以应天道。夫十二
经脉者，人之所以生，病之所以成，人之所以治，
病之所以起，学之所始，工之所止也，粗之所易，
上[2]之所难也。请问其离合出入奈何？岐伯稽首再
拜曰：明乎哉问也！此粗之所过，上之所息[3]也，
请卒言之。

　　足太阳之正，别入于腘中，其一道下尻五寸，
别入于肛，属于膀胱，散之肾，循膂当心入散；
直者，从膂上出于项，复属于太阳。此为一经也。
足少阴之正，至腘中，别走太阳而合，上至肾，
当十四椎[4]，出属带脉；直者，系舌本，复出于项，

---

　　① 六律建，阴阳：《甲乙经》卷二第一下作"主持阴阳"与下
文"诸经"连读；《太素·经脉正别》作"六律主阳"。

　　② 上：《太素·经脉正别》作"工"，后文"上之所息"同。
如此，则与上文"工之所止"句同，似是。

　　③ 息：《甲乙经》卷二第一下作"悉"，义胜。

　　④ 椎：原作"䯏（chuí 垂）"，常与"椎"字混用，后世多作
"椎"，故据《甲乙经》卷二第一下、《太素·经脉正别》改。

合于太阳。此为一合。成以诸阴之别，皆为正也①。

足少阳之正，绕髀入毛际，合于厥阴；别者，入季胁之间，循胸里，属胆，散之肝，上贯心②，以上夹咽，出颐颔中，散于面，系目系，合少阳于外眦也。足厥阴之正，别跗上，上至毛际，合于少阳，与别俱行。此为二合也。

足阳明之正，上至髀，入于腹里，属胃，散之脾，上通于心，上循咽出于口，上頞颡，还系目系，合于阳明也。足太阴之正，上③至髀，合于阳明，与别俱行，上结④于咽，贯舌中⑤。此为三合也。

---

① 成以诸阴之别，皆为正也：《甲乙经》卷二第一下无此十字，《太素·经脉正别》"成"均作"或"。按："成以"二字疑衍。

② 散之肝，上贯心：原作"散之上肝贯心"，系"上肝"二字误倒，文义不顺，故据正统本《甲乙经》卷二第一下改。

③ 上：此前《甲乙经》卷二第一下有"则别"二字。

④ 结：《甲乙经》卷二第一下作"终"，《太素·经脉正别》作"络"。

⑤ 中：《甲乙经》卷二第一下、《太素·经脉正别》均作"本"。

手太阳之正，指地①，别于肩解，入腋走心，系小肠也。手少阴之正，别入于渊腋两筋之间，属于心，上走喉咙，出于面，合目内眦。此为四合也。

手少阳之正，指天②，别于巅，入缺盆，下走三焦，散于胸中也。手心主之正，别下渊腋三寸，入胸中，别属三焦，出③循喉咙，出耳后，合少阳完骨之下。此为五合也。

手阳明之正，从手循膺乳，别于肩髃，入柱骨下，走大肠，属于肺，上循喉咙，出缺盆，合于阳明也。手太阴之正，别入渊腋少阴之前，入走肺，散之大肠④，上出缺盆，循喉咙，复合阳明。此为⑤六合也。

---

① 指地：自上而下之谓。

② 指天：自下而上之谓。

③ 出：《太素·经脉正别》作"上"，似是。

④ 大肠：原误作"太阳"，据《太素·经脉正别》改。

⑤ 为：原脱，据《甲乙经》卷二第一下、《太素·经脉正别》补，以与上文句式合。

经水第十二

黄帝问于岐伯曰：经脉十二者，外合于十二经水，而内属于五脏六腑。夫十二经水者，其有①大小、深浅、广狭、远近各不同②，五脏六腑之高下、小大、受谷之多少亦不等，相应奈何？夫经水者，受水而行之；五脏者，合神气魂魄而藏之；六腑者，受谷而行之，受气而扬之；经脉者，受血而营之。合而以治奈何？刺之深浅，灸之壮数，可得闻乎？岐伯答曰：善哉问也！天至高不可度，地至广不可量，此之谓也。且夫人生于天地之间，六合之内，此天之高、地之广也，非人力之所能度量而至也。若夫八尺之士，皮肉在此，外可度量切循而得之，其死可解剖而视之，其脏之坚脆，腑之大小，谷之多少，脉之长短，血之清浊，气之多少，十二经之多血少气，与其少血多气，与

---

① 有：《太素·十二水》无此字，似是。

② 同：原作"固"，据文义改。

其皆多血气，与其皆少血气，皆有大①数，其治以针艾，各调其经气，固其常有合乎？

黄帝曰：余闻之，快于耳，不解于心，愿卒闻之。岐伯答曰：此人之所以参天地而应阴阳也，不可不察。

足太阳外合于②清水，内属膀胱，而通水道焉。足少阳外合于渭水，内属于胆。足阳明外合于海水，内属于胃。足太阴外合于湖水，内属于脾。足少阴外合于汝水，内属于肾。足厥阴外合于渑水，内属于肝。手太阳外合于③淮水，内属小肠，而水道出焉。手少阳外合于漯水，内属于三焦。手阳明外合于江水，内属于大肠。手太阴外合于河水，内属于肺。手少阴外合于济水，内属于心。手心主外合于漳水，内属于心包。

凡此五脏六腑十二经水者，外有源泉，而内有所禀，此皆内外相贯，如环无端，人经亦然。

---

① 大：《甲乙经》卷一第七作"定"。

② 于：原脱，据《甲乙经》卷一第七、《太素·十二水》补，以与下文句式合。

③ 于：原脱，据《甲乙经》卷一第七、《太素·十二水》补。

故天为阳，地为阴，腰以上为天，腰以下为地。故海以北者为阴，湖以北者为阴中之阴，漳以南者为阳，河以北至漳者为阳中之阴，漯以南至江者为阳中之太阳，此一隅^①之阴阳也。所以人与天地相参也。

黄帝曰：夫经水之应经脉也，其远近浅深、水血之多少各不同，合而以刺之奈何？岐伯答曰：足阳明，五脏六腑之海也，其脉大血多，气盛热壮，刺此者，不深弗散，不留不泻也。足阳明刺深六分，留十呼。足太阳深五分，留七呼。足少阳深四分，留五呼。足太阴深三分，留四呼。足少阴深二分，留三呼。足厥阴深一分，留二呼。手之阴阳，其受气之道近，其气之来疾，其刺深者皆无过二分，其留皆无过一呼。其少长大小肥瘦，以心撩^②之，命曰法天之常。灸之亦然。灸而过此者，得恶火，则骨枯脉涩；刺而过此者，则脱气。

---

① 隅：《甲乙经》卷一第七、《太素·十二水》均作"州"。

② 撩：《甲乙经》卷一第七作"料"。

黄帝曰：夫经脉之小大，血之多少，肤之厚薄，肉之坚脆，及腘①之大小，可为度量②乎？岐伯答曰：其可为度量者，取其中度也，不甚脱肉而血气不衰也。若失度之人，痟③瘦而形肉脱者，恶可以度量刺乎！审切循扪按，视其寒温盛衰而调之，是谓因适而为之真也。

① 腘：原作"䐃"，据《甲乙经》卷一第七、《太素·十二水》改。

② 度量：原倒作"量度"，与下文答语不合，故据《甲乙经》卷一第七、《太素·十二水》乙正。

③ 痟：《甲乙经》卷一第七校语云："痟音消，渴病。"按"痟"通"消"，即消瘦，与"瘠瘦"义同。

卷之四

经筋第十三

足太阳之筋，起于足小指，上结于踝，邪上结于膝，其下①循足外侧②，结于踵，上循跟，结于腘；其别者，结于腨外，上腘中内廉，与腘中并上结于臀，上夹脊，上项；其支者，别入结于舌本；其直者，结于枕骨，上头下颜，结于鼻；其支者，为目上网，下结于頄③；其支者，从腋后外廉结于肩髃；其支者，入腋下，上出缺盆，上结于完骨；其

---

① 其下：《甲乙经》卷二第六、《太素·经筋》此后均有"者"字。"下"疑当作"支"，故"其下"疑作"其支者"。

② 侧：原误作"踝"，据《甲乙经》卷二第六、《太素·经筋》改。

③ 頄（qiú 求）：《甲乙经》卷二第六、《太素·经筋》并作"鼽"。按鼽、頄同。

支者，出缺盆，邪上出①于烦。其病小指支跟肿痛，
腘挛，脊反折，项筋急，肩不举，腋支缺盆中纽
痛，不可左右摇。治在燔针劫刺，以知为数，以痛
为腧，名曰仲春痹。

足少阳之筋，起于小指次指，上结外踝，上
循胫外廉，结于膝外廉；其支者，别起外辅骨，
上走髀，前者结于伏兔之上，后者结于尻；其直
者，上乘䏚季胁，上走腋前廉，系于膺乳，结于
缺盆；直者上出腋，贯缺盆，出太阳之前，循耳
后，上额角，交巅上，下走颔，上结于烦；支者，
结于目外②眦，为外维。其病小指次指支转筋，引
膝外转筋，膝不可屈伸，腘筋急，前引髀，后引
尻，即上乘䏚季胁痛，上引缺盆膺乳，颈维筋急，
从左之右，右目不开③，上过右角，并跷脉而行，
左络于右，故伤左角，右足不用，命曰维筋相交。

---

① 出：《甲乙经》卷二第六作"入"，似是。

② 外：原脱，据《甲乙经》卷二第六、《太素·经筋》补。

③ 从左之右，右目不开：杨上善注："此筋本起于足，至项上
而交至左右目，故左箱有病，引右箱目不得开，右箱有病，引
左箱目不得开也。"

治在燔针劫刺，以知为数，以痛为腧，名曰孟春痹也。

足阳明之筋，起于中三指，结于跗上，邪外上加于辅骨，上结于膝外廉，直上结于髀枢，上循胁，属脊；其直者，上循骭，结于膝[1]；其支者，结于外辅骨，合少阳；其直者，上循伏兔，上结于髀，聚于阴器，上腹而布，至缺盆而结，上颈，上夹口，合于頄，下结于鼻，上合于太阳，太阳为目上网，阳明为目下网；其支者，从颊结于耳前。其病足中指支胫转筋，脚跳坚，伏兔转筋，髀前肿，㿗疝，腹筋急，引缺盆及颊，卒口僻，急者目不合，热则筋纵，目不开。颊筋有寒，则急引颊移口；有热则筋弛纵缓不胜收，故僻。治之以马膏，膏其急者；以白酒和桂以涂其缓者，以桑钩钩之，即以生桑灰置之坎中，高下以坐等，以膏熨急颊，且饮美酒，啖美炙肉，不饮酒者自强也，为之三拊而已。治在燔针劫刺，以知为数，以痛为腧，名曰季春痹也。

---

[1] 膝：原缺，据《甲乙经》卷二第六补。

足太阴之筋，起于大指之端内侧，上结于内踝；其直者，结①于膝内辅骨，上循阴股，结于髀，聚于阴器，上腹，结于脐，循腹里，结于肋②，散于胸中；其内者，著于脊。其病足大指支内踝痛，转筋痛，膝内辅骨痛，阴股引髀而痛，阴器纽痛上③引脐，两胁痛引膺中，脊内痛。治在燔针劫刺，以知为数，以痛为腧，命曰仲秋痹④也。

足少阴之筋，起于小指之下⑤，并足太阴之筋，邪走内踝之下，结于踵，与太阳之筋合，而上结于内辅之下，并太阴之筋而上循阴股，结于阴器，循脊内夹膂，上至项，结于枕骨，与足太阳之筋合。其病足下转筋，及所过而结者皆痛及转筋。病在此者，主痫瘛及痉，在⑥外者不能俯，在内者

---

① 结：原作"络"，据《太素·经筋》改，以与前后文例合。

② 肋：《甲乙经》卷二第六、《太素·经筋》均作"胁"。

③ 上：原作"下"，据《甲乙经》卷二第六、《太素·经筋》改。

④ 仲秋痹：原作"孟秋痹"，据《太素·经筋》改。

⑤ 下：此后《甲乙经》卷二第六有"入足心"三字。

⑥ 在：此前《甲乙经》卷二第六有"病"字。

不能仰。故阳病者腰反折不能俯，阴病者不能仰。治在燔针劫刺，以知为数，以痛为腧，在内者熨引饮药。此筋折纽，纽发数甚者，死不治。名曰孟秋痹^①也。

足厥阴之筋，起于大指之上，上结于内踝之前，上循胫，上结内辅之下，上循阴股，结于阴器，络诸筋。其病足大指支内踝之前痛，内辅痛，阴股痛转筋，阴器不用，伤于内则不起，伤于寒则阴缩入，伤于热则纵挺不收。治在行水清阴气。其病转筋者，治在燔针劫刺，以知为数，以痛为腧，命曰季秋痹也。

手太阳之筋，起于小指之上，结于腕，上循臂内廉，结于肘内锐骨之后，弹之应小指之上，入结于腋下；其支者，后走腋^②后廉，上绕肩胛^③，

---

① 孟秋痹：原作"仲秋痹"，据《太素·经筋》改。

② 后走腋：《甲乙经》卷二第六作"从腋走"。按："后"字作"别"似是。

③ 上绕肩胛：《甲乙经》卷二第六作"上绕臑外廉，上肩胛"。

循颈出足^① 太阳之筋^② 前，结于耳后完骨；其支者，入耳中；直者，出耳上，下结于颔，上属目外眦。其病小指支肘内锐骨后廉痛，循臂阴入腋下，腋下痛^③，腋后廉痛，绕肩胛引颈而痛，应耳中鸣，痛引颔，目瞑，良久乃得视，颈筋急，则为筋瘘^④颈肿。寒热在颈者，治在燔针劫刺之，以知为数，以痛为腧，其为肿者，复而锐之^⑤。名曰仲夏痹也。

手少阳之筋，起于小指次指之端，结于腕，上^⑥循臂，结于肘，上绕臑外廉，上肩走颈，合手太阳；其支者，当曲颊入系舌本；其支者，上曲

---

① 循颈出足：原作"循胫出走"，据《甲乙经》卷二第六、《太素·经筋》改。

② 筋：原脱，据《甲乙经》卷二第六、《太素·经筋》补。

③ 腋下，腋下痛：据文义当作"腋下痛"，不应重"腋下"二字。

④ 筋瘘：《甲乙经》卷二第六、《太素·经筋》均作"筋痿"。

⑤ 复而锐之：此后原有"本支者，上曲牙，循耳前，属目外眦，上颔，结于角。其痛当所过者支转筋。治在燔针劫刺，以知为数，以痛为腧"四十一字，与下"手少阳之筋"文重，据《甲乙经》卷二第六删。

⑥ 上：原作"中"，据《甲乙经》卷二第六、《太素·经筋》改。

牙，循耳前，属目外眦，上乘额^①，结于角。其病当所过者即支^②转筋，舌卷。治在燔针劫刺，以知为数，以痛为腧，名曰季夏痹也。

手阳明之筋，起于大指次指之端，结于腕，上循臂，上结于肘外，上臑，结于髃；其支者，绕肩胛，夹脊；直者，从肩髃上颈；其支者，上颊结于頄；直者，上出手太阳之前，上左角，络头，下右颔。其病当所过者支痛及转筋，肩不举，颈不可左右视。治在燔针劫刺，以知为数，以痛为腧，名曰孟夏痹也。

手太阴之筋，起于大指之上，循指上行，结于鱼后，行寸口外侧，上循臂，结肘中，上臑内廉，入腋下，出缺盆，结肩前髃，上结缺盆，下结^③胸里，散贯贲，合贲下，抵季胁。其病当所过者支转筋痛，甚成息贲，胁急吐血。治在燔针劫

---

① 额：原作"颔"，《太素·经筋》作"颌"，均非。《类经》张介宾注云："颔当作额，盖此筋自耳前行外眦与三阳交会，上出两额之左右，以结于额之上角也。"此说极是，故据改。

② 即支：《太素·经筋》无"即"字，"支"当作"支痛"。

③ 下结：《太素·经筋》作"下络"。

刺，以知为数，以痛为腧，名曰仲冬痹也。

手心主之筋，起于中指，与太阴之筋并行，结于肘内廉，上臂阴，结腋下，下散前后夹胁；其支者，入腋，散胸中，结于贲①。其病当所过者支转筋②，前③及胸痛息贲。治在燔针劫刺，以知为数，以痛为腧，名曰孟冬痹也。

手少阴之筋，起于小指之内侧，结于锐骨，上结肘内廉，上入腋，交太阴，夹④乳里，结于胸中，循贲⑤，下系于脐。其病内急，心承伏梁，下为肘网。其病当所过者支转筋痛⑥。治在燔针劫刺，以知为数，以痛为腧，其成伏梁唾血脓者，死不

---

① 贲：原作"臂"，据《甲乙经》卷二第六、《太素·经筋》改。

② 筋：此后《甲乙经》卷二第六有"痛"字，似是。

③ 前：《太素·经筋》无此字，或即"痛"之误。

④ 夹：《太素·经筋》作"伏"，义胜。

⑤ 贲：原作"臂"，据《甲乙经》卷二第六、《太素·经筋》改。

⑥ 筋痛：原作"筋筋痛"，乃误重"筋"字，故据《甲乙经》卷二第六删一"筋"字。

治。名曰季冬痹也^①。

经筋之病，寒则^②筋急，热则筋弛纵不收，阴痿不用。阳急则反折，阴急则俯不伸。焠刺者，刺寒急也，热则筋纵不收，无用燔针。

足之阳明，手之太阳，筋急则口目为僻，眦^③急不能卒视，治皆如右方也。

骨度第十四

黄帝问于伯高曰：《脉度》言经脉之长短，何以立之？伯高曰：先度其骨节之大小、广狭、长短，而脉度定矣。

黄帝曰：愿闻众人之度，人长七尺五寸者，

---

① 名曰季冬痹也：此六字原在下节"无用燔针"之后，《类经》张介宾注云："盖误次也，今移正于此。"此说极是，今从之。

② 则：此后原有"反折"二字，乃涉下文"阳急则反折"句误衍，故据《太素·经筋》《素问·生气通天论》王冰注引本经文删。

③ 眦：此前《甲乙经》卷二第六、《太素·经筋》均有"目"字。

其骨节之大小、长短各几何？伯高曰：头之大骨围二尺六寸，胸围四尺五寸，腰围四尺二寸。发所覆者，颅至项[1]尺二寸；发以下至颐长一尺，君子参[2]折。

结喉以下至缺盆中长四寸，缺盆以下至𩩲骬[3]长九寸，过则肺大，不满则肺小。𩩲骬以下至天枢长八寸，过则胃大，不及[4]则胃小。天枢以下至横骨长六寸半，过则回肠广长，不满则狭短。横骨长六寸半，横骨上廉以下至内辅之上廉长一尺八寸，内辅之上廉以下至下廉长三寸半，内辅下廉下至内踝长一尺三寸，内踝以下至地长三寸，膝腘以下至跗属长一尺六寸，跗属以下至地长三寸。故骨围大则太过，小则不及。

角以下至柱骨长一尺，行腋中不见者长四寸，

---

① 项：此后《太素·骨度》有"长"字，《甲乙经》卷二第七有"一"字。

② 参：原作"终"，据《甲乙经》卷二第七、《太素·骨度》改。

③ 𩩲骬（jié yú 结于）：指胸骨剑突。

④ 不及：《太素·骨度》作"不满"。义胜。

腋以下至季胁长一尺二寸，季胁以下至髀枢长六寸，髀枢以下至膝中长一尺九寸，膝以下至外踝长一尺六寸，外踝以下至京骨长三寸，京骨以下至地长一寸。

耳后当完骨者广九寸，耳前当耳门者广一尺三寸，两颧之间相去七寸，两乳之间广九寸半，两髀之间广六寸半。足长一尺二寸，广四寸半。肩至肘长一尺七寸，肘至腕长一尺二寸半，腕至中指本节长四寸，本节至其末长四寸半。项发以下至膂骨①长二寸半，膂骨以下至尾骶二十一节长三尺，上节长一寸四分分之一，奇分在下，故上七节②至于膂骨九寸八分分之七。

此众人骨之度③也，所以立经脉之长短也。是故视其经脉④之在于身也，其见浮而坚，其见明而

①　膂骨：原作"背骨"，据《太素·骨度》改，以与下文"膂骨"合。

②　七节：此后《甲乙经》卷二第七、《太素·骨度》均有"下"字。

③　骨之度：《太素·骨度》作"之骨度"，义胜。

④　脉：《太素·骨度》作"络"。

大者，多血；细而沉者，多气也①。

五十营第十五

黄帝曰：余愿闻五十营奈何？岐伯答曰：天周二十八宿，宿三十六分，人气行一周千八分，日行二十八宿②。人经脉上下、左右、前后二十八脉，周身十六丈二尺，以应二十八宿，漏水下百刻，以分昼夜。故人一呼脉再动，气行三寸；一吸脉亦再动，气行三寸；呼吸定息，气行六寸。十息，气行六尺；二十七息，气行一丈六尺二寸③，日行二分；二百七十息，气行十六丈二尺，气行交通于中，一周于身，下水二刻，日行二十

---

① 多气也：此后《甲乙经》卷二第七有"乃经之长短也"六字。《太素·骨度》"多"作"少"，似是。又自"是故视其经脉"至此三十一字，所论与骨度不相涉，故《灵枢识》丹波元简疑为他篇错简至此。

② 日行二十八宿：《甲乙经》卷一第九无此六字，疑衍。

③ 二十七息，气行一丈六尺二寸：此十二字原无，则上文"十息，气行六尺"，与下文"日行二分"不合，故据《医学纲目》卷一补。

分有奇^①；五百四十息，气行再周于身，下水四刻，日行四十分有奇^②；二千七百息，气行十周于身，下水二十刻，日行五宿二十分^③；一万三千五百息，气行五十营于身，水下百刻，日行二十八宿，漏水皆尽，脉终矣。所谓交通者，并行一数也，故五十营备，得尽天地之寿矣，凡行八百一十丈也^④。

营气第十六

黄帝曰：营气之道，内谷为宝。谷入于胃，

---

① 二十分有奇：原作"二十五分"，乃计算有误，按一昼夜五十周与一千零八分的关系计算，则"二百七十息"应为"二十分一厘六毫"，故据《甲乙经》卷一第九改。

② 四十分有奇：原作"四十分"，计算有误，实为"四十分三厘二毫"，故据《甲乙经》卷一第九补"有奇"二字。

③ 五宿二十分：亦略数。《甲乙经》卷一第九作"五宿二百十分有奇"。

④ 凡行八百一十丈也："凡"前《甲乙经》卷一第九、《太素·营五十周》均有"气"字。又此句与上文不协，《素问·八正神明论》王冰注移于上文"漏水下百刻"后，或是。

气^①传之肺，流溢于中，布散于外，精专者行于经隧，常营无已，终而复始，是谓天地之纪。

故气从太阴出^②，注手阳明，上行至面^③，注足阳明，下行至跗上，注大指间，与太阴合，上行抵脾^④，从脾注心中，循手少阴出腋下臂，注小指^⑤，合手太阳，上行乘腋出颏内，注目内眦，上巅下项，合足太阳，循脊下尻，下行注小指之端，循足心，注足少阴，上行注肾，从肾注心，外散于胸中，循心主脉出腋下臂，出^⑥两筋之间，入掌中，出中指之端，还注小指次指之端，合手少阳，上行注膻中，散于三焦，从三焦注胆，出胁，

---

① 气：原作"乃"，义不明，故据《甲乙经》卷一第十、《素问·平人气象论》王冰注引本经改。

② 出：此后《甲乙经》卷一第十有"循臂内上廉"五字。

③ 至面：二字原脱，据《甲乙经》卷一第十、《太素·营卫气别》补。

④ 脾：原误作"髀"，据《甲乙经》卷一第十、《太素·营卫气别》改。

⑤ 小指：此后《甲乙经》卷一第十、《太素·营卫气别》有"之端"二字。

⑥ 出：《甲乙经》卷一第十、《太素·营卫气别》并作"入"。

注足少阳，下行至跗上，复从跗注大指间，合足厥阴，上行至肝，从肝上注肺，上循喉咙，入颃颡之窍，究于畜门。其支别者，上额循巅下项中，循脊入骶，是督脉也，络阴器，上过毛中，入脐中，上循腹里，入缺盆，下注肺中，复出太阴。此营气之所行也，逆顺之常也。

脉度第十七

黄帝曰：愿闻脉度。岐伯答曰：手之六阳，从手至头，长五尺，五六三丈。手之六阴，从手至胸中，三尺五寸，三六一丈八尺，五六三尺，合二丈一尺。足之六阳，从足上至头，八尺，六八四丈八尺。足之六阴，从足至胸中，六尺五寸，六六三丈六尺，五六三尺，合三丈九尺。跷脉从足至目，七尺五寸，二七一丈四尺，二五一尺，合一丈五尺。督脉、任脉各四尺五寸，二四八尺，二五一尺，合九尺。凡都合一十六丈二尺，此气之大经隧也。经脉为里，支而横者为络，络之别者为孙①，盛而②血者疾诛之，盛者泻③之，虚者饮药以补之。

五脏常内阅于上七窍也，故肺气通于鼻，肺和则鼻能知臭香矣；心气通于舌，心和则舌能知五味矣；肝气通于目，肝和则目能辨五色矣；脾气通于口，脾和则口能知五谷矣；肾气通于耳，肾和则耳能闻五音矣。五脏不和则七窍不通，六腑不和则留④为痈。故邪在腑则阳脉不和，阳脉不和则气留之，气留之则阳气盛矣。阳气太盛则阴脉不和⑤，阴脉不和⑥则血留之，血留之则阴气盛矣。阴气太盛，则阳气不能荣也，故曰关。阳气太盛，则阴气弗能荣也，

---

① 孙：《甲乙经》卷二第三、《太素·脉度》均作"孙络"，于义较明。

② 盛而：《甲乙经》卷二第三、《太素·脉度》此前均有"孙络之"三字，此后均有"有"字，于义较明。

③ 泻：《太素·脉度》作"徐泻"。

④ 留：此后《甲乙经》卷一第四有"结"字。

⑤ 阴脉不和：原作"阴不利"，据《难经·二十三难》《甲乙经》卷一第四补改，以与前文例合。

⑥ 和：原作"利"，据《难经·二十三难》《甲乙经》卷一第四改。

故曰格。阴阳俱盛，不得相荣，故曰关格。关格者，不得尽期而死也。

黄帝曰：跷脉安起安止，何气荣也[①]？岐伯答曰：跷脉者[②]，少阴之别，起于然骨之后，上内踝之上，直上循阴股入阴，上循胸里入缺盆，上出人迎之前，入頄属目内眦，合于太阳、阳跷而上行，气并相还则为濡目，气不荣则目不合。

黄帝曰：气独行五脏，不荣六腑，何也？岐伯答曰：气之不得无行也，如水之流，如日月之行不休，故阴脉荣其脏，阳脉荣其腑，如环之无端，莫知其纪，终而复始。其流溢之气，内溉脏腑，外濡腠理。

黄帝曰：跷脉有阴阳，何脉[③]当其数？岐伯答曰：男子数其阳，女子数其阴，当数者为经，其不当数者为络也。

---

① 荣也：原作"荣水"，义不可训，《甲乙经》卷二第二作"营也"，《太素·阴阳跷脉》作"营此"。按荣、营同，今参《甲乙经》改。

② 跷脉者：据下文所论，乃独言阴跷，未及阳跷，疑有脱简。

③ 脉：《甲乙经》卷二第二、《太素·阴阳跷脉》作"者"。

营卫生会第十八

黄帝问于岐伯曰：人焉受气？阴阳焉会？何气为营？何气为卫？营安从生？卫于焉会①？老壮不同气，阴阳异位，愿闻其会。岐伯答曰：人受气于谷，谷入于胃，以②传与肺，五脏六腑，皆以受气，其清者为营，浊者为卫，营在③脉中，卫在脉外，营周不休，五十而复大会，阴阳相贯，如环无端。卫气行于阴二十五度，行于阳二十五度，分为昼夜，故气至阳而起，至阴而止。故曰：日中而阳陇为重阳，夜半而阴陇为重阴。故太阴主内，太阳主外，各行二十五度，分为昼夜。夜半为阴陇，夜半后而为④阴衰，平旦阴尽而阳受气矣。日中为阳陇，日西而阳衰，日入阳尽而阴受

---

① 卫于焉会：《甲乙经》卷一第十一作"卫安从会"，义胜。

② 以：《甲乙经》卷一第十一作"气"，义胜。

③ 在：《难经·三十难》《甲乙经》卷一第十一均作"行"。后句"在"字同。义胜。

④ 为：《甲乙经》卷一第十一无此字，似是。

气矣。夜半而大会，万民皆卧，命曰合阴，平旦阴尽而阳受气，如是无已，与天地同纪。

黄帝曰：老人之不夜瞑者，何气使然？少壮之人不昼瞑①者，何气使然？岐伯答曰：壮者之气血盛，其肌肉滑，气道通，荣卫之行不失其常，故昼精而夜瞑。老者之气血衰，其肌肉枯，气道涩，五脏之气相搏②，其营气衰少而卫气内伐，故昼不精，夜不瞑。

黄帝曰：愿闻营卫之所行，皆何道从来？岐伯答曰：营出于中焦，卫出于上焦③。

黄帝曰：愿闻上焦之所出④。岐伯答曰：上焦出于胃上口，并咽以上，贯膈而布胸中，走腋，

---

① 不昼瞑：《甲乙经》卷一第十一作"不夜瘼"。

② 搏：《甲乙经》卷一第十一作"薄"。按二字古通，谓交争，不协调。

③ 上焦：原误作"下焦"，据《太素·营卫气别》《千金方》卷二十第四改，以与上下文义合。

④ 上焦之所出：原作"三焦之所出"，"三"为"上"古字形近致误，故据下岐伯答语改。上焦之所出，即卫气之所出。

循太阴之分而行，还至阳明①，上至舌②，下足阳明，常③行于阳二十五度，行于阴亦二十五度，一周也，故五十度而与营俱复大会于手太阴矣。黄帝曰：人有热，饮食下胃，其气未定，汗则出，或出于面，或出于背，或出于身半，其不循卫气之道而出何也？岐伯曰：此外伤于风，内开腠理，毛蒸理泄，卫气走之，固不得循其道，此气慓悍滑疾，见开而出，故不得从其道，故命曰漏泄。

黄帝曰：愿闻中焦之所出。岐伯答曰：中焦亦并胃中，出上焦之后，此所受气者，泌糟粕，蒸津液，化其精微，上注于肺脉④，乃化而为血，以奉生身，莫贵于此，故独得行于经隧，命曰营气。

黄帝曰：夫血之与气，异名同类，何谓也？岐伯答曰：营卫者精气也，血者神气也，故血之

---

① 至阳明：《甲乙经》卷一第十一作"注手阳明"，于义较明。

② 舌：按手阳明经不入舌，疑为"鼻"字之误。

③ 常：此后原有"与营俱"三字，与后文义不相协，乃错简文，今移于下文"故五十度而"之后，则文通义顺。

④ 脉：《甲乙经》卷一第十一无此字。

与气，异名同类焉。故夺血者无汗，夺汗者无血，故人生有两死，而无两生。

黄帝曰：愿闻下焦之所出。岐伯答曰：下焦者，别回肠，注于膀胱而渗入焉。故水谷者，常并居于胃中，成糟粕而俱下于大肠，而成下焦，渗而俱下，济泌别汁，循下焦而渗入膀胱焉。黄帝曰：人饮酒，酒亦入胃，谷未熟而小便独先下何也？岐伯答曰：酒者熟谷之液也，其气悍以清，故后谷而入，先谷而液出焉。

黄帝曰：善。余闻上焦如雾，中焦如沤，下焦如渎，此之谓也。

四时气第十九

黄帝问于岐伯曰：夫四时之气，各不同形，百病之起，皆有所生，灸刺之道，何者为定① ？岐伯答曰：四时之气，各有所在，灸刺之道，得

---

① 为定：此下原有小字"一本作宝"，今删。《甲乙经》卷五第一上作"为宝"，《太素·杂刺》作"可宝"。

气穴为定①。故春取经血脉②分肉之间，甚者深刺之，间者浅刺之。夏取盛经孙络，取分间绝皮肤。秋取经腧，邪在腑，取之合。冬取井荥，必深以留之。

温疟汗不出，为五十九痏③。风痋④肤胀，为五十七痏，取⑤皮肤之血者，尽取之。飧泄，补三阴交，上⑥补阴陵泉，皆久留之，热行乃止。转筋于阳治其阳，转筋于阴治其阴，皆卒刺之。

徒痋，先取环谷下三寸，以铍针针之，已刺而筒之，而内之，入而复出⑦，以尽其痋，必坚束

① 定：《甲乙经》卷五第一上、《太素·杂刺》均作"宝"。

② 经血脉：疑当作"络脉"。

③ 五十九痏：《甲乙经》卷七第五、《太素·杂刺》"痏"均作"刺"，下"痏"字同。

④ 风痋（shuì睡）：《甲乙经》卷八第四、《太素·杂刺》并作"风水"。按"痋"乃"水"之俗字。

⑤ 取：《太素·杂刺》无此字，似是。

⑥ 三阴交，上：原作"三阴之上"，义不明，故据《甲乙经》卷十一第五改。

⑦ 复出：原作"复之"，据《甲乙经》卷八第四改。

之①，束②缓则烦悗，束急则安静，间日一刺之，痒尽乃止。饮闭药，方刺之时徒饮之，方饮无食，方食无饮，无食他食，百三十五日。

著痹不去，久寒不已，卒取其三里③。肠中不便，取三里，盛泻之，虚补之。

疠风者，素刺其肿上，已刺，以锐针针其处④，按出其恶气⑤，肿尽乃止，常食方食，无食他食。

腹中常鸣，气上冲胸，喘不能久立，邪在大肠，刺肓之原、巨虚上廉、三里。

小腹控睾，引腰脊，上冲心，邪在小肠者⑥，

---

① 束之：原脱，据《甲乙经》卷八第四、《太素·杂刺》补。

② 束：原作"来"，据《甲乙经》卷八第四改。下"束"字同改。

③ 里：此后原有"骨为干"三字，与上下文不相协，乃为本经《经脉》文错简于此，故据删。

④ 以锐针针其处：《甲乙经》卷十一第九下作"以吮其处"。义胜。

⑤ 恶气：《甲乙经》卷十一第九下作"恶血"。

⑥ 者：《甲乙经》卷九第八作"也"，此后并有"小肠者"三字，义顺。

连睾系，属于脊，贯肝肺，络心系。气盛则厥逆，上冲肠胃，熏肝，散于肓，结于脐。故取之肓[①]原以散之，刺太阴以予之，取厥阴以下之，取巨虚下廉以去之，按其所过之经以调之。

善呕，呕有苦，长[②]太息，心中憺憺恐人将捕之，邪在胆，逆在胃，胆液泄则口苦，胃气逆则呕苦，故曰呕胆。取三里以下胃气逆，则刺少阳血络以闭胆逆，却调其虚实以去其邪。饮食不下，膈塞不通，邪在胃脘。在上脘，则刺抑而下之，在下脘，则散而去之。

小腹痛肿，不得小便，邪在三焦约，取之太阳大络[③]，视其络脉与厥阴小络结而血者，肿[④]上及胃脘，取三里。

睹其色，察其目[⑤]，知其散复者，视其目色，

---

① 肓：原作"盲"，据《脉经》卷六、《千金要方》卷十八改。

② 长：本经《邪气脏腑病形》作"善"，似是。

③ 太阳大络：《甲乙经》卷九第九、《太素·杂刺》"太阳"均作"足太阳"。

④ 肿：此前《太素·杂刺》杨上善注有"刺"字，于义较明。

⑤ 目：原误作"以"，据《太素·杂刺》改。

以知病之存亡也。一其形^①，听其动静者，持气口人迎以视其脉，坚且盛且滑者病日进，脉软^②者病将下，诸经实者病三日已。气口候阴，人迎候阳也。

---

① 一其形：谓专一病之形态也。

② 软：《太素·杂刺》作"濡"。按"软"同"濡"。

卷之五

五邪第二十

邪在肺，则病皮肤痛①，寒热，上气喘，汗出，咳动肩背。取之膺中外腧，背三节②之傍，以手疾按之，快然乃刺之，取之缺盆中以越之。

邪在肝，则两胁中痛，寒中，恶血在内，行③善掣，节时肿④。取之行间以引胁下，补三里以温胃中，取血脉以散恶血，取耳间青脉以去其掣。

---

① 皮肤痛：《太素·五脏刺》无"痛"字，"皮肤"与下"寒热"连读。

② 三节：此后原有"五脏"二字。《脉经》卷六第七、《甲乙经》卷九第三均无"五脏"二字，《灵枢校勘记》顾观光云："三节旁乃肺俞，五椎旁则心俞，肺病不当刺心。"此说是，今据改。

③ 行：《脉经》卷六第一作"胻"。

④ 肿：此前原有"脚"字，据《脉经》卷六第一、《甲乙经》卷九第四、《太素·五脏刺》删。

邪在脾胃^①，则病肌肉痛；阳气有余，阴气不足，则热中善饥；阳气不足，阴气有余，则寒中肠鸣腹痛；阴阳俱有余，若俱不足，则有寒有热。皆调于三里。

邪在肾，则病骨痛阴痹，阴痹者，按之而不得，腹胀腰痛，大便难，肩背颈项^②痛，时眩。取之涌泉、昆仑，视有血者尽取之。

邪在心，则病心痛，喜悲，时眩仆。视有余不足而调之其腧也。

寒热病第二十一

皮寒热者，不可附席，毛发焦，鼻槁腊，不得汗。取三阳之络，以补手太阴^③。肌寒热者，肌痛，

---

① 胃：《脉经》卷六第五无此字。按本篇论五脏之邪，似不当有此字。

② 项：此后《脉经》卷六第九、《甲乙经》卷九第八均有"强"字。

③ 以补手太阴：《甲乙经》卷八第一上、《太素·寒热杂说》均无"以"字，似是。

毛发焦而唇槁腊，不得汗。取三阳于下以去其血者，补足太阴以出其汗。骨寒热者，病[1]无所安，汗注不休。齿未槁，取其少阴于阴股之络；齿已槁，死不治。骨厥亦然。骨痹，举节不用而痛，汗注烦心，取三阴之经补之。身有所伤，血出多，及中风寒，若有所堕坠，四肢懈惰[2]不收，名曰体惰，取其小腹脐下三结交。三结交者，阳明、太阴也，脐下三寸关元也。厥痹者，厥气上及腹，取阴阳之络，视主病也，泻阳补阴经也。

　　颈侧之动脉人迎。人迎，足阳明也，在婴筋之前。婴筋之后，手阳明也，名曰扶突。次脉，手[3]少阳脉也，名曰天牖。次脉，足太阳也，名曰天柱。腋下动脉，臂太阴也，名曰天府。阳迎[4]头

---

　　① 病：《甲乙经》卷八第一上作"痛"，义胜。

　　② 懈惰：《甲乙经》卷十第二下、《太素·寒热杂说》均作"解㑊"。

　　③ 手：原作"足"，据本经《本输》《太素·寒热杂说》改。

　　④ 阳迎：《甲乙经》卷九第一、《太素·寒热杂说》均作"阳逆"。按，迎、逆古多互用。

痛，胸满不得息，取之人迎。暴喑气鲠[1]，取扶突
与舌本出血。暴聋气蒙，耳目不明，取天牖。暴
挛痫眩，足不任身，取天柱。暴瘅内逆，肝肺相
搏，血溢鼻口，取天府。此为天牖[2]五部。

臂阳明有入頄[3]遍齿者，名曰大迎，下齿龋取
之。臂恶寒补之，不恶寒泻之。足太阳有入頄遍
齿者，名曰角孙，上齿龋取之，在鼻与頄前。方
病之时其脉盛，盛则泻之，虚则补之。一曰取之
出眉外[4]。足阳明有夹鼻入于面者，名曰悬颅，属
口，对入系目本，头痛，引颔取之[5]，视有过者取

---

① 气鲠：原作"气鞭"，据《太素·寒热杂说》改。按"鲠"
与"哽"通。

② 天牖：《甲乙经》卷十二第七作"胃之大腧"，《太素·寒热
杂说》作"大输"。

③ 頄（qiú 求）：《太素·寒热杂说》作"𩑶"。按"頄"通
"𩑶"。

④ 眉外：原作"鼻外"，据《甲乙经》卷十二第六、《太
素·寒热杂说》改。又，此后二书均有"方病之时，盛泻虚补"
八字。

⑤ 头痛，引颔取之：此六字原脱，则足阳明无主治病证，故
据《甲乙经》卷十二第四补。

之，损有余，益不足，反者益甚[1]。足太阳有通项入于脑者，正属目本，名曰眼系，头目苦痛取之，在项中两筋间，入脑乃别。阴跷、阳跷，阴阳相交，阳入阴，阴出阳[2]，交于目锐眦，阳气盛则瞋目，阴气盛则瞑目。

热厥取足太阴、少阳，皆留之；寒厥取阳明[3]、少阴于足，皆留之。舌纵涎下，烦悗，取足少阴。振寒洒洒，鼓颔，不得汗出，腹胀烦悗，取手太阴。

刺虚者，刺其去也；刺实者，刺其来也。春取络脉，夏取分腠，秋取气口，冬取经腧。凡此四时，各以时为齐。络脉治皮肤，分腠治肌肉，气口治筋脉，经腧治骨髓、五脏。

---

① 甚：原作"其"，形近而误，据《甲乙经》卷十二第四、《太素·寒热杂说》改。

② 阳入阴，阴出阳：《甲乙经》卷十二第四、《太素·阴阳跷脉》均作"阳入阴出，阴阳"。

③ 阳明：此前原衍"足"字，与下文"于足"义重，据《甲乙经》卷七第三、《太素·寒热杂说》删。

身有五部：伏兔一；腓二，腓者腨也[1]；背三；五脏之俞四；项五。此五部有痈疽者死。病始手臂者，先取手阳明、太阴而汗出；病始头首者，先取项太阳而汗出；病始足胫者，先取足阳明而汗出。臂太阴可汗出，足阳明可汗出。故取阴而汗出甚者，止之于阳；取阳而汗出甚者，止之于阴。凡刺之害，中而不去则精泄，不中而去则致气；精泄则病甚而恇，致气则生为痈疽[2]也。

癫狂第二十二

目眦外决于面者，为锐眦；在内近鼻者，为内眦[3]。上为外眦，下为内眦。

癫疾始生，先不乐，头重痛，视举，目赤

---

① 腓二，腓者腨也：《甲乙经》卷十一第九下"腓二"作"腨二"，且无"腓者腨也"四字，疑后四字为注文混入正文。

② 疽：本经《九针十二原》《甲乙经》卷五第四、《太素·寒热杂说》并作"疡"。

③ 为内眦：《甲乙经》卷十二第四、《太素·目痛》并无此三字。

甚①，作极已而烦心，候之于颜，取手太阳、阳明、太阴，血变而止。癫疾始作，而引口啼呼喘悸者，候之手阳明、太阳，左强者攻其右，右强者攻其左，血变而止。癫疾始作，先反僵，因而脊痛，候之足太阳、阳明、太阴，手太阳，血变而止。

治癫疾者，常与之居，察其所当取之处。病至，视之有过者泻之，置其血于瓠壶之中，至其发时，血独动矣。不动，灸穷骨二十壮。穷骨者，骶骨也。

骨癫疾者，顑②齿诸腧分肉皆满，而骨居，汗出烦悗，呕多沃沫③，气下泄，不治。筋癫疾者，

①　视举，目赤甚：《甲乙经》卷十一第二作"直视，举目赤甚"，《太素·癫疾》"甚"作"其"，连下读。

②　顑（hàn 汉）：《甲乙经》卷十一第二、《太素·癫疾》均作"颔"。

③　沃沫：《甲乙经》卷十一第二、《太素·癫疾》均作"涎沫"，下两处"沃沫"同。

身倦①挛急，脉②大，刺项大经之大杼③。呕多沃沫，气下泄，不治。脉癫疾者，暴仆，四肢之脉皆胀而纵。脉满，尽刺之出血；不满，灸之夹项太阳，灸带脉于腰相去三寸，诸分肉本腧。呕多沃沫，气下泄，不治。癫疾者，疾发如狂者，死不治。

狂始生，先自悲也，喜忘，苦怒，善恐者，得之忧饥，治之取手太阴④、阳明，血变而止，及取足太阴、阳明。狂始发，少卧不饥，自高贤也，自辩智也，自尊贵也，善骂詈，日夜不休，治之取手阳明、太阳、太阴、舌下、少阴，视脉⑤之盛者皆取之；不盛释之也。

狂，善惊⑥、善笑、好歌乐、妄行不休者，得之大恐，治之取手阳明、太阳、太阴。狂，目妄

---

① 倦（quán 权）：《太素·癫疾》作"卷"。按"倦"通"卷""踡"。

② 脉：原脱，据《甲乙经》卷十一第二补。

③ 大杼：此后原衍"脉"字，据《甲乙经》卷十一第二删。

④ 手太阴：《太素·癫疾》作"手太阳"。

⑤ 脉：原脱，据《甲乙经》卷十一第二、《太素·惊狂》补。

⑥ 狂，善惊：原作"狂言，惊"，据《甲乙经》卷十一第二改。又《太素·惊狂》作"狂，喜惊"。

见、耳妄闻、善呼者，少气之所生也，治之取手太阳、太阴、阳明、足太阴、头两颅①。狂者多食，善见鬼神，善笑而不发于外者，得之有所大喜，治之取足太阴、太阳、阳明，后取手太阴、太阳、阳明。狂而新发，未应如此者，先取曲泉左右动脉，及盛者见血，有顷已；不已，以法取之，灸骨骶②二十壮。

风逆，暴四肢肿，身漯漯唏然时寒，饥则烦，饱则善变，取手太阴表里，足少阴、阳明之经，肉清③取荥，骨清取井、经也。

厥逆为病也，足暴清，胸若将裂，肠④若将以刀切之，烦而不能食，脉大小皆涩，暖取足少阴，清取足阳明，清则补之，温则泻之。厥逆腹胀满，

---

① 颅：《甲乙经》卷十一第二、《太素·惊狂》均作"额"。

② 骨骶：《甲乙经》卷十一第二、《太素·惊狂》均作"骶骨"，义同。

③ 清：《甲乙经》卷十第二、《太素·风逆》均作"清"，下同。

④ 肠：《甲乙经》卷七第三作"腹肠"；《太素·厥逆》作"腹"，义胜。

肠鸣，胸满不得息，取之下胸二胁^①咳而动手者，与背腧以手按之立快者是也。内闭不得溲，刺足少阴、太阳，与骶上以长针；气逆则取其太阴、阳明；厥^②甚取少阴、阳明动者之经也。

少气，身漯漯也，言吸吸也，骨痠体重，懈惰不能动，补足少阴。短气，息短不属，动作气索，补足少阴，去血络也。

热病第二十三

偏枯，身偏不用而痛，言不变，志^③不乱，病在分腠之间，巨针取之^④，益其不足，损其有余，

① 二胁：《甲乙经》卷七第三作"三肋间"，《太素·厥逆》作"二胁"。

② 厥：此后原衍"阴"字，"厥"字连上读，文不相协，故据《甲乙经》卷九第十、《太素·厥逆》删。

③ 志：《甲乙经》卷十第二下作"智"，《太素·热病说》作"知"。按"知"同"智"。

④ 巨针取之：《诸病源候论·风偏枯候》作"宜温卧取汗"，《千金方》卷八第一及校语引《甲乙经》"宜温卧取汗"五字在"巨针"之前。

乃可复也。痱之为病也，身无痛者，四肢不收，智乱不甚，其言微知，可治；甚则不能言，不可治也。病先起于阳，后入于阴者，先取其阳，后取其阴，浮而取之①。

热病三日，而气口静、人迎躁者，取之诸阳，五十九刺，以泻其热而出其汗，实其阴以补其不足者。身热甚，阴阳皆静者，勿刺也；其可刺者，急取之，不汗出②则泄。所谓勿刺者，有死征也。热病七日八日，脉口动喘而弦③者，急刺之，汗且自出，浅刺手大指间。热病七日八日，脉微小，病者溲血，口中干，一日半而死；脉代者，一日死。热病已得汗出，而脉尚躁，喘且复热，勿庸

----

　　① 浮而取之：《甲乙经》卷十第二下作"必审其气之浮沉而取之"。

　　② 出：《甲乙经》卷七第一中、《太素·热病说》均无此字。

　　③ 弦：原作"短"，原校云："一本作弦。"《甲乙经》卷七第一中、《太素·热病说》均作"眩"。按"短"乃"弦"形近致误，"眩"乃"弦"音近致误，今据原校改。

刺^①，喘甚者死。热病七日八日，脉不躁，躁不散
数，后三日中有汗；三日不汗，四日死。未曾汗
者，勿庸^②刺之。

热病先肤痛，窒鼻充面，取之皮，以第一
针，五十九刺^③；苛轸鼻^④，索皮于肺，不得，索之
火，火者心也。热病先身涩，倚而热^⑤，烦悗，干
唇嗌^⑥，取之脉^⑦，以第一针，五十九刺；肤胀口
干，寒汗出，索脉于心，不得，索之水，水者肾

---

① 勿庸刺：原作"勿刺肤"，《脉经》卷七第十八作"勿肤
刺"，"肤"乃"庸"繁体形近致误，据《甲乙经》卷七第一中、
《太素·热病说》改。

② 庸：原作"膝"，据《甲乙经》卷七第一中、《太素·热病
说》改。

③ 刺：原脱，据《甲乙经》卷七第一中补。以下两处
"五十九刺"同。

④ 苛轸鼻：《甲乙经》卷七第一中作"苛鼻干"。按"苛"通
"疴"。

⑤ 倚而热：《甲乙经》卷七第一中作"烦而热"，《太素·热病
说》"倚"下无"而热"二字。

⑥ 干唇嗌：原作"干唇口嗌"，"口"字乃涉"嗌"口旁致衍，
《太素·热病说》无此字，故据删。《甲乙经》卷七第一中作
"唇嗌干"，亦通。

⑦ 脉：原作"皮"，据马注本、张注本改，以与前后文义合。

也。热病嗌干多饮，善惊，卧不能安①，取之肤肉，以第六针，五十九刺；目眦青，索肉于脾，不得，索之木，木者肝也。热病面青脑痛②，手足躁，取之筋间，以第四针于四逆；筋躄目浸，索筋于肝，不得，索之金，金者肺也。热病数惊，瘛疭而狂，取之脉，以第四针，急泻有余者；癫疾毛发去，索血于心，不得，索之水，水者肾也。热病身重骨痛，耳聋而好瞑，取之骨，以第四针，五十九刺；骨病不食，啮齿耳青，索骨于肾，不得，索之土，土者脾也。

热病不知所痛，耳聋不能自收，口干，阳热甚，阴颇有寒者，热在髓，死不可治。热病头痛，颞颥、目瘛脉痛③，善衄，厥热病也，取之以

① 安：原作"起"，据《甲乙经》卷七第一中、《太素·热病说》改。

② 面青脑痛：《甲乙经》卷七第一中、《太素·热病说》均作"而胸胁痛"，《甲乙经》校语云："《灵枢》作面青胸痛。"

③ 目瘛（chì 翅）脉痛：《甲乙经》卷七第一中作"目脉紧"，《太素·热病说》作"目瘛脉"。按"瘛"同"瘛"。

第三针，视有余不足。热病体重，寒热痔①，肠中热，取之以第四针，于其腧及下诸指间，索气于胃络②，得气也。热病夹脐急痛，胸胁满，取之涌泉与阴陵泉，取③以第四针，针嗌里。

热病而汗且出，及脉顺可汗者，取之鱼际、太渊、大都、太白，泻之则热去，补之则汗出；汗出太甚，取内踝上横脉以止之。热病已得汗而脉尚躁盛，此阴脉之极也，死；其得汗而脉静者，生。热病④脉尚盛躁而不得汗者，此阳脉之极也，死；脉盛躁得汗静者，生。

热病不可刺者⑤有九：一曰汗不出，大颧发赤，哕者死；二曰泄而腹满甚者死；三曰目不明，

① 寒热痔：此三字原在上文"热病体重"之前，张介宾《类经》注云："寒热痔三字，于上下文义不相续，似为衍文。"然下文有"肠中热"句，与本句似相连属，故移此以备后考。

② 胃络：原作"胃胳"，据《甲乙经》卷七第一中、《太素·热病说》改。

③ 取：《甲乙经》卷七第一中、《太素·热病说》并无此字。

④ 病：此后原衍"者"字，据《脉经》卷七第十八、《甲乙经》卷七第一中删。

⑤ 不可刺者：《甲乙经》卷七第一中作"死候"。

热不已者死；四曰老人婴儿热而腹满者死；五曰汗不出，呕下血者死；六曰舌本烂，热不已者死；七曰咳而衄，汗不出，出不至足者死；八曰髓热者死；九曰热而痉者死①，腰折，瘛疭，齿噤齘也。凡此九者，不可刺也。

所谓五十九刺者，两手外内侧各三，凡十二痏；五指间各一，凡八痏，足亦如是；头入发②一寸傍三分各三，凡六痏；更入发三寸边五，凡十痏；耳前后口下者各一，项中一，凡六痏；巅上一，囟会一，发际一，廉泉一，风池二，天柱二。

气满胸中喘息，取足太阴大指之端，去爪甲如薤叶，寒则留之，热则疾之，气下乃止。心疝暴痛，取足太阴、厥阴，尽刺去其血络。喉痹舌卷，口中干，烦心心痛，臂内廉痛不可及头，取③手小指次指爪甲下去端如韭叶。目中赤痛，从内

---

① 痉者死：痉，《甲乙经》卷七第一中、《太素·热病说》均作"痓"，"死"字后均有"热而痓者"四字。按"痓""痉"义同，古多混用。

② 发：此后《甲乙经》卷七第一中有"际"。下"发"字同。

③ 取：此后《甲乙经》卷九第二有"关冲，在"三字。

眦始，取之阴跻。风痉身反折，先取足太阳之^①腘中及血络出血；中有寒，取三里。癃，取之阴跻及三毛上及血络出血。男子如蛊，女子如阻^②，身体腰脊如解，不欲饮食，先取涌泉见血，视跗上盛者，尽见血也。

厥病第二十四

厥头痛，面若肿起而烦心，取之足阳明、太阴^③。厥头痛，头脉痛，心悲善泣，视头动脉反盛者，刺尽去血，后调足厥阴。厥头痛，贞贞^④头重而痛，泻头上五行，行五，先取手少阴，后取足少阴。厥头痛，意善忘，按之不得，取头面左右动脉，后取足太阴。厥头痛，项先痛，腰脊为应，

---

① 之：原作"及"，乃涉下文"及"字致误，故据文义改。

② 阻：原作"怚"，形误，据《甲乙经》卷八第一上改。

③ 太阴：《甲乙经》卷九第一、《太素·厥头痛》均作"太阳"。

④ 贞贞：固定不移也。《甲乙经》卷九第一作"员员"，即眩晕，亦通。

先取天柱，后取足太阳。厥头痛，头痛甚，耳前后脉涌有热[1]，泻出其血，后取足少阳。

真头痛，头痛甚，脑尽痛，手足寒至节，死不治。头痛不可取于腧者，有所击堕，恶血在于内；若肉[2]伤，痛未已，可即[3]刺，不可远取也。头痛不可刺者，大痹为恶，日作者，可令少愈，不可已。头半寒痛，先取手少阳、阳明，后取足少阳、阳明。

厥心痛，与背相控，善瘛，如从后触其心，伛偻者，肾心痛也，先取京骨、昆仑，发针不已[4]，取然谷。厥心痛，腹胀胸满，心尤痛甚，胃心痛也，取之大都、太白。厥心痛，痛如以锥针刺其心，心痛甚者，脾心痛也，取之然谷、太

---

① 有热：此后原校云："一本云有动脉。"

② 肉：《甲乙经》卷九第一、《太素·厥头痛》均作"内"。

③ 即：原作"则"，据《甲乙经》卷九第一、《太素·厥头痛》改。

④ 发针不已："针"原作"狂"，据《甲乙经》卷九第二、《太素·厥心痛》改。又"不已"，《甲乙经》作"立已，不已"。

溪①。厥心痛，色苍苍如死状，终日不得太息，肝心痛也，取之行间、太冲。厥心痛，卧若徒居，心痛间，动作痛益甚，色不变，肺心痛也，取之鱼际、太渊。

真心痛，手足清至节，心痛甚，旦发夕死，夕发旦死。心痛不可刺者，中有盛聚，不可取于腧。

肠中有虫瘕及蛟蛕②，皆不可取以小针；心腹③痛，憹作痛，肿聚往来上下行，痛有休止，腹热喜渴，涎出者，是蛟蛕也。以手聚按而坚持之，无令得移，以大针刺之，久持之，虫不动，乃出针也。恙腹憹痛，形中上者④。

耳聋无闻，取耳中。耳鸣，取耳前动脉。耳

---

① 然谷、太溪：张志聪注云："然谷当作漏谷，太溪当作天溪"。似是。

② 蛟蛕（hué 回）：蛕，同"蛔"。蛟蛕，泛指肠内各种寄生虫。

③ 腹：原误作"肠"，据《脉经》卷六第三、《甲乙经》卷九第二改。

④ 恙（péng 朋）腹憹痛，形中上者：《甲乙经》卷九第二无此八字，疑衍。

痛不可刺者，耳中有脓，若有干耵聍，耳无闻也。耳聋，取手足①小指次指爪甲上与肉交者，先取手，后取足。耳鸣，取手足②中指爪甲上，左取右，右取左，先取手，后取足。

足③髀不可举，侧而取之，在枢合中，以圆利针，大针不可刺。病注下血，取曲泉。风痹淫泺，病不可已者，足如履冰，时如入汤中，股胫淫泺，烦心头痛，时呕时悗，眩已汗出，久则目眩，悲以喜恐，短气不乐，不出三年死也。

病本第二十五

先病而后逆者，治其本；先逆而后病者，治其本；先寒而后生病者，治其本；先病而后生寒者，治其本；先热而后生病者，治其本；先病而

---

① 足：原脱，据《太素·耳聋》补。
② 足：原脱，据《太素·耳聋》补。
③ 足：《太素·髀疾》无此字，疑涉上文衍。

后生热者，治其本①；先病而后泄者，治其本②；先泄而后生他病者，治其本，必且③调之，乃治其他病；先病而后中满者，治其标；先中满而后烦心者，治其本。

有客气，有固④气。大小便不利，治其标；大小便利，治其本。病发而有余，本而标之，先治其本，后治其标；病发而不足，标而本之，先治其标，后治其本。谨⑤察间甚，以意调之，间者并

---

① 先病而后生热者，治其本：原脱，据《甲乙经》卷六第二补，以与整篇文例合。

② 先病而后泄者，治其本：此句原在下文"先病而后中满者，治其标"句下，据《甲乙经》卷六第二移此。又"而"字原脱，并据《甲乙经》补。

③ 且：《甲乙经》卷六第二作"先"。按"且""先"二字义通。

④ 固：原作"同"，《甲乙经》卷六第二校语云："一作固。"《素问·标本病传论》新校正引全元起本亦作"固"。为是，据改。

⑤ 谨：此后原衍"详"字，据《素问·标本病传论》《甲乙经》卷六第二删。

行，甚者①独行。先小大便不利而后生他病者，治其本也②。

杂病第二十六

厥，夹脊而痛③至顶，头沉沉然，目眈眈然，腰脊强，取足太阳腘中血络。厥，胸满面肿，唇漯漯然，暴言难，甚则不能言，取足阳明。厥，气走喉而不能言，手足清，大便不利，取足少阴。厥，而腹向向④然，多寒气，腹中毂毂⑤，便溲难，取足太阴。

嗌干，口中热如胶，取足少阴。膝中痛，取

----

① 者：原作"为"，据《素问·标本病传论》《甲乙经》卷六第二改。

② 先小大便不利而后生他病者，治其本也：张介宾注云："此一句当在前小大不利之后，必古文脱简，误入于此。"似是。

③ 痛：此后原衍"者"字，据《甲乙经》卷七第一中、《太素·厥头痛》删。

④ 向向：《甲乙经》卷七第三作"膨膨"。

⑤ 毂毂（hù hù 户户）：本为流水声，此喻肠鸣声。

牶鼻，以圆利针，针^①发而间之，针大如氂，刺膝无疑。喉痹，不能言，取足阳明；能言，取手阳明。疟不渴，间日而作，取足阳明；渴而间^②日作，取手阳明。齿痛，不恶清饮，取足阳明；恶清饮，取手阳明。聋而不痛者，取足少阳；聋而痛者，取手阳明。衄而不止，衃血流，取足太阳；衃血，取手太阳；不已，刺宛骨下^③；不已，刺腘中出血。腰痛，痛上寒，取足太阳、阳明；痛上热，取足厥阴；不可以俯仰，取足少阳。中热而喘，取足少阴、腘中血络。喜怒而不欲食，言益少^④，刺足太阴；怒而多言，刺足少阳。顑痛，刺手阳明与顑之盛脉出血。项痛不可俯仰，刺足太阳；不可以顾，刺手太阳也。

---

① 针：原脱，据《甲乙经》卷十第一下、《太素·膝痛》补。

② 间：原脱，据《甲乙经》卷七第五、《太素·十二疟》补。

③ 宛骨下：《甲乙经》卷十二第七、《太素·衄血》均作"腕骨下"。按"宛"同"腕"。

④ 少：原作"小"，据《甲乙经》卷九第五、《太素·喜怒》改。

小^①腹满大，上走胃至心，渐渐身时寒热，小便不利，取足厥阴。腹满，大便不利，腹大，亦^②上走胸嗌，喘息喝喝然，取足少阴^③。腹满，食不化，腹向向然，不能大便，取足太阴。

心痛引腰脊，欲呕，取足少阴。心痛腹胀，啬啬然大便不利，取足太阴。心痛引背，不得息，刺足少阴；不已，取手少阳^④。心痛引小腹满，上下无常处，便溲难，刺足厥阴。心痛但短气不足以息，刺手太阴。心痛，当九节刺之，按，已^⑤刺按之，立已；不已，上下求之，得之立已。

顑痛，刺足阳明曲周动脉见血，立已；不已，按人迎于经^⑥，立已。气逆上，刺膺中陷者与下胸^⑦

---

① 小：《甲乙经》卷九第九、《太素·刺腹满数》均作"少"。

② 亦：《甲乙经》卷九第七、《太素·刺腹满数》均无此字，疑衍。或为"气"字之误。

③ 足少阴：《甲乙经》卷九第七作"足少阳"。

④ 手少阳：《甲乙经》卷九第二作"手少阴"。

⑤ 按，已：《太素·厥心痛》作"不已"。

⑥ 按人迎于经：《甲乙经》卷九第一作"按经刺人迎"，于义较明。

⑦ 下胸：《甲乙经》卷九第四作"胁下"。

动脉。腹痛，刺脐左右动脉，已刺按之，立已；不已，刺气街，已刺按之，立已。痿厥，为四末束悗，乃疾解之，日二，不仁者十日而知，无休，病已止。哕，以草刺鼻，嚏，嚏①而已；无息而疾迎引之，立已；大惊之，亦可已。

周痹第二十七

黄帝问于岐伯曰：周痹之在身也，上下移徙，随其脉②上下，左右相应，间不容空，愿闻此痛，在血脉之中邪？将在分肉之间乎？何以致是？其痛之移也，间不及下针，其惛痛③之时，不及定治而痛已止矣，何道使然？愿闻其故。岐伯答曰：此众痹也，非周痹也。

---

① 嚏，嚏：《甲乙经》卷十二第一、《太素·疗哕》均作"嚏"，不重。

② 其脉：原二字误倒，据《甲乙经》卷十第一上乙正。又《太素·痹论》无"其"字，亦胜。

③ 惛（xù 畜）痛：《甲乙经》卷十第一上、《太素·痹论》均作"蓄痛"。按"惛"同"蓄"。

黄帝曰：愿闻众痹。岐伯对曰：此各在其处，更发更止，更居更起，以右应左，以左应右，非能周也，更发更休也。黄帝曰：善。刺之奈何？岐伯对曰：刺此者，痛虽已止，必刺其处，勿令复起。

帝曰：善。愿闻周痹何如？岐伯对曰：周痹者，在于血脉之中，随脉以上，随脉以下，不能左右，各当其所。黄帝曰：刺之奈何？岐伯对曰：痛从上下者，先刺其下以遏[1]之，后刺其上以脱之；痛从下上者，先刺其上以遏之，后刺其下以脱之。

黄帝曰：善。此痛安生？何因而有名？岐伯对曰：风寒湿气，客于外[2]分肉之间，迫切而为沫，沫得寒则聚，聚则排分肉而分裂也，分裂则痛，痛则神归之。神归之则热，热则痛解，痛解则厥，厥则他痹发，发则如是。

---

[1] 遏：原作"过"，据原校"一作遏，下同"及《太素·痹论》改。下"遏"字同改。

[2] 外：《甲乙经》卷十第一、《太素·痹论》均无此字，疑衍。

帝曰：善。余已得其意矣①。此内不在脏，而外未发于皮，独居分肉之间，真气不能周，故命曰周痹。故刺痹者，必先切循其下之六经②，视其虚实，及大络之血结而不通，及虚而脉陷空者而调之，熨而通之，其瘛坚③，转引而行之。黄帝曰：善。余已得其意矣，亦得其事也。九者经巽之理，十二经脉阴阳之病也④。

口问第二十八

黄帝闲居，辟⑤左右而问于岐伯曰：余已闻九

---

① 帝曰善余已得其意矣：此九字与后文重，疑衍。

② 切循其下之六经：《甲乙经》卷十第一上作"循切其上下之大经"。

③ 瘛坚：《甲乙经》卷十第一上作"瘛紧者"。

④ 九者经巽之理，十二经脉阴阳之病也：《甲乙经》卷十第一上无此十五字，《太素·痹论》"九"前有"人"字，"巽"作"络"。考此二句似当在本节上文"黄帝曰：善"之后，"九者经巽之理"，当作"此六经之理"。若删前文所重"余已得其意矣"，而易之于本文，则医理相贯矣。

⑤ 辟：《太素·十二邪》作"避"。按"辟"通"避"。

针之经，论阴阳逆顺，六经已毕，愿得口问。岐伯避席再拜曰：善乎哉问也，此先师之所口传也。

黄帝曰：愿闻口传。岐伯答曰：夫百病之始生也，皆生于风雨寒暑，阴阳喜怒，饮食居处，大惊卒恐，则血气分离，阴阳破败①，经络厥绝②，脉道不通，阴阳相逆，卫气稽留，经脉虚空，血气不次，乃失其常。论不在经者，请道其方。

黄帝曰：人之欠者，何气使然？岐伯答曰：卫气昼日行于阳，夜半则行于阴，阴者主夜，夜者主③卧；阳者主上，阴者主下。故阴气积于下，阳气未尽，阳引而上，阴引而下，阴阳相引，故数欠。阳气尽，阴气盛，则目瞑；阴气尽而阳气盛，则寤矣。泻足少阴，补足太阳。

黄帝曰：人之哕者，何气使然？岐伯曰：谷入于胃，胃气上注于肺。今有故寒气与新谷气，俱还入于胃，新故相乱，真邪相攻，气并相逆，复出于

---

① 败：道藏本及《太素·十二邪》均作"散"。

② 厥绝：《太素·十二邪》作"决绝"。

③ 主：原脱，据《甲乙经》卷十二第一、《太素·十二邪》补。

胃，故为哕。补手太阴，泻足少阴[1]。

黄帝曰：人之唏者，何气使然？岐伯曰：此阴气盛而阳气虚，阴气疾而阳气徐，阴气盛而阳气绝，故为唏。补足太阳，泻足少阴。

黄帝曰：人之振寒者，何气使然？岐伯曰：寒气客于皮肤，阴气盛，阳气虚，故为振寒寒栗，补诸阳。

黄帝曰：人之噫者，何气使然？岐伯曰：寒气客于胃，厥逆从下上散，复出于胃，故为噫。补足太阴、阳明。一曰补眉本也[2]。

黄帝曰：人之嚏者，何气使然？岐伯曰：阳气和利，满于心，出于鼻，故为嚏。补足太阳荥[3]、眉本[4]。

---

[1] 补手太阴泻足少阴：《甲乙经》卷十二第一作"肺主哕，故补手太阴，泻足太阴"。按：作"足太阴"似是。

[2] 一曰补眉本也：此六字原为大字正文，系后人注语误入正文，今改为小字。

[3] 太阳荥："荥"原作"荣"，义晦，故据《太素·十二邪》杨上善注改。

[4] 眉本：此下原衍"一曰眉上也"五字，今删。

黄帝曰：人之亸[①]者，何气使然？岐伯曰：胃不实则诸脉虚，诸脉虚则筋脉懈惰，筋脉懈惰则行阴用力，气不能复，故为亸。因其所在，补分肉间。

黄帝曰：人之哀而泣涕出[②]者，何气使然？岐伯曰：心者，五脏六腑之主也；目者，宗脉之所聚也，上液之道也；口鼻者，气之门户也。故悲哀愁忧则心动，心动则五脏六腑皆摇，摇则宗脉感，宗脉感则液道开，液道开故泣涕出焉。液者，所以灌精濡空窍者也，故上液之道开则泣，泣不止则液竭，液竭则精不灌，精不灌则目无所见矣，故命曰夺精。补天柱经侠颈[③]。

黄帝曰：人之太息者，何气使然？岐伯曰：忧思则心系急，心系急则气道约，约则不利，故太息以伸出之。补手少阴、心主、足少阳，留之也。

---

① 亸（duǒ 朵）：《甲乙经》卷十二第一作“軃”。按“亸”“軃”义通，谓皮肉下垂貌。

② 泣涕出：据下文，此后似脱“目无所见”四字。

③ 颈：《太素·十二邪》作“项”，义胜。

黄帝曰：人之涎下者，何气使然？岐伯曰：饮食者皆入于胃，胃中有热则虫动，虫动则胃缓，胃缓则廉泉开，故涎下。补足少阴。

黄帝曰：人之耳中鸣者，何气使然？岐伯曰：耳者，宗脉之所聚也，故胃中空则宗脉虚，虚则下溜，脉有所竭者，故耳鸣。补客主人、手大指爪甲上与肉交者也。

黄帝曰：人之自啮舌者，何气使然？岐伯曰①：此厥逆走上，脉气辈至也。少阴气至则啮舌，少阳气至则啮颊，阳明气至则啮唇矣。视主病者，则补之。

凡此十二邪者，皆奇邪之走空窍者也。故邪之所在，皆为不足。故上气不足，脑为之不满，耳为之苦②鸣，头为之苦③倾，目为之眩；中气不足，溲便为之变，肠为之苦鸣；下气不足，则乃为痿厥心悗。补足外踝下留之。

---

① 岐伯曰：此三字原缺，据《太素·十二邪》补。

② 苦：《甲乙经》卷十二第一、《太素·十二邪》均作"善"。

③ 苦：《甲乙经》卷十二第一、《太素·十二邪》均无此字。

黄帝曰：治之奈何？岐伯曰：肾主为欠，取
足少阴；肺主为哕，取手太阴、足少阴；唏者，
阴盛阳绝①，故补足太阳、泻足少阴；振寒者，补
诸阳；噫者，补足太阴、阳明；嚏者，补足太阳、
眉本；軃，因其所在，补分肉间；泣出，补天柱
经侠颈，侠颈者，头中分也；太息，补手少阴、
心主，足少阳留之；涎下，补足少阴；耳鸣，补
客主人、手大指爪甲上与肉交者；自啮舌，视主
病者，则补之；目眩头倾，补足外踝下留之；痿
厥心悗，刺足大指间上二寸留之②，一曰足外踝下
留之。

---

① 阴盛阳绝：原作"阴与阳绝"，与前文所论不合，据《甲乙
经》卷十二第一、《太素·十二邪》杨上善注改。

② 刺足大指间上二寸留之：《甲乙经》卷十二第一作"急刺足
大指上二寸留之"。

卷之六

师传第二十九

　　黄帝曰：余闻先师，有所心藏，弗著于方。余愿闻而藏之，则而行之，上以治民，下以治身，使百姓无病，上下和亲，德泽下流，子孙无忧，传于后世，无有终时，可得闻乎？岐伯曰：远乎哉问也。夫治民与自治①，治彼与治此，治小与治大，治国与治家，未有逆而能治之也，夫惟顺而已矣。顺者，非独阴阳脉②气之逆顺也，百姓人民，皆欲顺其志也。

　　黄帝曰：顺之奈何？岐伯曰：入国问俗，入家问讳，上堂问礼，临病人问所便。

---

　　① 自治：《太素·顺养》作"治自"。

　　② 脉：此后原有"论"字，文义晦涩，故据《太素·顺养》杨上善注删。

　　黄帝曰：便病人奈何？岐伯曰：夫中热消瘅
则便寒，寒中之属则便热。胃中热则消谷，令人
县心^①善饥，脐以上皮热；肠中热则出黄如糜，脐
以下皮寒^②。胃中寒则腹胀^③，肠中寒则肠鸣飧泄。
胃中寒、肠中热则胀而且泄；胃中热、肠中寒则
疾饥，小腹痛胀。

　　黄帝曰：胃欲寒饮，肠欲热饮，两者相逆，
便之奈何？且夫王公大人，血食之君，骄恣从^④
欲，轻人而无能禁之，禁之则逆其志，顺之则加
其病，便之奈何？治之何先？岐伯曰：人之情，
莫不恶死而乐生，告之以其败，语之以其善，导
之以其所便，开之以其所苦，虽有无道之人，恶
有不听者乎？

　　黄帝曰：治之奈何？岐伯曰：春夏先治其标，
后治其本；秋冬先治其本，后治其标。

---

　　①　县心：《太素·顺养》作"悬心"。按县，通"悬"。

　　②　脐以下皮寒：刘衡如云："详文义，寒字似应改为热。"似
是。

　　③　腹胀：《甲乙经》卷六第二、《太素·顺养》均作"膜胀"。

　　④　从（zòng 纵）：通"纵"，放纵。

黄帝曰：便其相逆者奈何？岐伯曰：便此者，食饮衣服，亦欲适寒温，寒无凄怆[1]，暑无出汗。食饮者，热无灼灼，寒无沧沧，寒温中适，故气将持，乃不致邪僻也。

黄帝曰：《本脏》以身形、肢节、䐃肉，候五脏六腑之小大焉。今夫王公大人、临朝即位之君而问焉，谁可扪循之而后答乎？岐伯曰：身形肢节者，脏腑之盖也，非面部之阅也。

黄帝曰：五脏之气，阅于面者，余已知之矣。以肢节知而阅之奈何？岐伯曰：五脏六腑者，肺为之盖，巨肩陷咽[2]，候见其外。黄帝曰：善。岐伯曰：五脏六腑，心为之主，缺盆为之道，骭骨[3]有余，以候䯏骭。黄帝曰：善。岐伯曰：肝者主为将，使之候外，欲知坚固，视目小大。黄帝曰：善。岐伯曰：脾者主为卫，使之迎粮，视唇舌好

---

① 凄怆：《甲乙经》卷六第二作"悽怆"，《太素·顺养》作"凄凄"。按，"凄怆"同"悽怆"，寒凉之谓。

② 巨肩陷咽：据文义"巨"似当作"上"，则"上肩"与"陷咽"为对文。

③ 骭（kuò 括）骨：指锁骨。

恶，以知吉凶。黄帝曰：善。岐伯曰：肾者主为外[1]，使之远听，视耳好恶，以知其性。

黄帝曰：善。愿闻六腑之候。岐伯曰：六腑者，胃为之海，广骸[2]大颈张胸，五谷乃容。鼻隧以长，以候大肠。唇厚人中长，以候小肠。目下果[3]大，其胆乃横。鼻孔在外，膀胱漏泄。鼻柱中央起，三焦乃约。此所以候六腑者也。上下三等，脏安且良矣。

决气第三十

黄帝曰：余闻人有精、气、津、液、血、脉，余意以为一气耳，今乃辨为六名，余不知其所以然[4]。岐伯曰：两神相搏，合而成形，常先身生，

---

① 外：《太素·津液》作"水"。

② 骸（gǎi 改）：原作"骸"，据《千金方》卷十六第一改。按，颊肉曰骸。

③ 果：《甲乙经》卷一第三作"裹"。

④ 所以然：《太素·六气》无"然"字，后有"愿闻何谓精"五字。

是谓精。何谓气？岐伯曰：上焦开发，宣五谷味，熏肤、充身、泽毛，若雾露之溉，是谓气。何谓津？岐伯曰：腠理发泄，汗出溱溱[1]，是谓津。何谓液？岐伯曰：谷入气满，淖泽注于骨，骨属屈伸，泄泽，补益脑髓，皮肤润泽，是谓液。何谓血？岐伯曰：中焦受气取汁，变化而赤，是谓血。何谓脉？岐伯口：壅遏营气，令无所避，是谓脉。

黄帝曰：六气者，有余不足，气[2]之多少，脑髓[3]之虚实，血脉之清浊，何以知之？岐伯曰：精脱者，耳聋；气脱者，目不明；津脱者，腠理开，汗大泄；液脱者，骨属屈伸不利，色夭，脑髓消，胫酸，耳数鸣；血脱者，色白，夭然不泽；脉脱者[4]，其脉空虚。此其候也。

黄帝曰：六气者，贵贱何如？岐伯曰：六气

---

[1] 溱溱（zhēn zhēn 真真）：《甲乙经》卷一第十二、《太素·六气》均作"腠理"。

[2] 气：据前后文义，此前疑脱"精"字。

[3] 脑髓：据前后文义，疑当作"津液"。

[4] 脉脱者：原脱，据《甲乙经》卷一第十二补，以与前后文例合。

者，各有部主也，其贵贱善恶，可为常主，然五谷与胃为大海也。

肠胃第三十一

黄帝问于伯高曰：余愿闻六腑传谷者，肠胃之小大长短、受谷之多少奈何？伯高曰：请尽言之。谷所从出入、浅深、远近、长短之度：唇至齿长九分，口广二寸半。齿以后至会厌深三寸半，大容五合①。舌重十两，长七寸，广二寸半。咽门重十两，广一寸半②，至胃长一尺六寸。胃纡曲屈③，伸之④长二尺六寸，大一尺五寸，径五寸，大容三斗五升。小肠后附脊，左环回周迭积⑤，其注

---

① 合（gě 阁）：古代容量单位，十合为一升。

② 一寸半：《甲乙经》卷二第七、《太素·肠度》均作"二寸半"。

③ 胃纡曲屈：《难经·四十二难》作"胃重三斤二两，纡曲屈伸"。

④ 伸之：《千金方》卷十六第一无"之"字，"伸"字连上读。

⑤ 回周迭积：《太素·肠度》无"回周"二字。迭，通"叠"。

于回肠者，外附于脐上，回运环反[1]十六曲，大二寸半，径八分分之少半，长三丈二尺。回肠当脐，右[2]环回周叶积而下，回运环反十六曲，大四寸，径一寸寸之少半，长二丈一尺。广肠傅[3]脊，以受回肠，左环叶积[4]上下，辟大八寸，径二寸寸之大半，长二尺八寸。肠胃所入至所出，长六丈四寸四分，回曲环反三十二曲也。

平人绝谷第三十二

黄帝曰：愿闻人之不食，七日而死何也？伯高曰：臣请言其故。胃大一尺五寸，径五寸，长二尺六寸，横屈，受水谷三斗五升，其中之谷常

---

[1] 反：原脱，据《甲乙经》卷二第七、《太素·肠度》补，以与下文相应。反，返也。

[2] 右：原作"左"，据《素问·奇病论》王冰注引《灵枢》《难经·四十二难》改。

[3] 傅：《素问·奇病论》王冰注引《灵枢》作"附"。按"傅"通"附"。

[4] 积：原作"脊"，据《甲乙经》卷二第七、《太素·肠度》及《素问·奇病论》王冰注引《灵枢》改。

留二斗，水一斗五升而满。上焦泄气，出其精微，
慓悍滑疾，下焦下溉诸肠。小肠大二寸半，径八
分分之少半，长三丈二尺，受谷二斗四升，水六
升三合合之大半。回肠大四寸，径一寸寸之少半，
长二丈一尺，受谷一斗，水七升半。广肠大八寸，
径二寸寸之大半，长二尺八寸，受谷九升三合八
分合之一。肠胃之长，凡五丈八尺四寸，受水谷
九斗二升一合合之大半，此肠胃所受水谷之数也。

平人则不然，胃满则肠虚，肠满则胃虚，更
虚更满，故气得上下，五脏安定，血脉和利，精
神乃居，故神者，水谷之精气也。故肠胃之中，
常①留谷二斗，水一斗五升，故平人日再后，后二
升半，一日中五升，七日五七三斗五升，而留水
谷尽矣。故平人不食饮七日而死者，水谷精气②津
液皆尽故也。

---

① 常：原作"当"，据《甲乙经》卷二第七、《太素·肠度》
改。

② 精气：《难经·四十三难》无此二字。

海论第三十三

黄帝问于岐伯曰：余闻刺法于夫子，夫子之所言，不离于营卫血气。夫十二经脉者，内属于腑脏，外络于肢节，夫子乃合之于四海乎？岐伯答曰：人亦有四海、十二经水。经水者，皆注于海。海有东、西、南、北，命曰四海。黄帝曰：以人应之奈何？岐伯曰：人有髓海，有血海，有气海，有水谷之海，凡此四者，以应四海也。

黄帝曰：远乎哉！夫子之合人天地四海也，愿闻应之奈何？岐伯答曰：必先明知阴阳表里荥腧所在，四海定矣。

黄帝曰：定之奈何？岐伯曰：胃者为①水谷之海，其腧上在气街，下至三里。冲脉者为十二经之海，其腧上在于大杼，下出于巨虚之上下廉。膻中者为气之海，其腧上在于柱骨之上下，前在

---

① 为：原脱，据《甲乙经》卷一第八、《太素·四海合》《素问·平人气象论》王冰注引《灵枢》补，以与下文例合。

于人迎。脑①为髓之海，其腧上在于其盖，下在风府。

黄帝曰：凡此四海者，何利何害？何生何败？岐伯曰：得顺者生，得逆者败，知调者利，不知调者害。

黄帝曰：四海之逆顺奈何？岐伯曰：气海有余，则②气满胸中，悗息面赤；气海不足，则气少不足以言。血海有余，则常想其身大，怫然不知其所病；血海不足，则③常想其身小，狭然不知其所病。水谷之海有余，则腹满④；水谷之海不足，则饥不受谷食。髓海有余，则轻劲多力，自过其度；髓海不足，则脑转耳鸣，胫痠眩冒，目无所见，懈怠安卧。

---

① 脑：依上文例，此后当有"者"字。

② 则：原作"者"，与下文例不合，故据《甲乙经》卷一第八改。

③ 则：原作"亦"，据《甲乙经》卷一第八、《太素·四海合》改。

④ 腹满：《甲乙经》卷一第八作"腹胀满"，《太素·四海合》作"腹满胀"。

黄帝曰：余已闻逆顺，调之奈何？岐伯曰：审守其腧，而调其虚实，无犯其害，顺者得复，逆者必败。黄帝曰：善。

五乱第三十四

黄帝曰：经脉十二者，别为五行，分为四时，何失而乱？何得而治？岐伯曰：五行有序，四时有分，相顺则治，相逆则乱。

黄帝曰：何谓相顺而治①？岐伯曰：经脉十二者，以应十二月。十二月者，分为四时。四时者，春秋冬夏，其气各异，营卫相随，阴阳已和②，清浊不相干，如是则顺之而治。

黄帝曰：何谓相③逆而乱？岐伯曰：清气在阴，浊气在阳，营气顺脉，卫气逆行，清浊相干，乱于胸中，是谓大悗。故气乱于心，则烦心密嘿，

---

① 而治：此二字原脱，据《甲乙经》卷六第四及前后文义补。

② 已和：《甲乙经》卷六第四作"相合"。

③ 相：原脱，据《甲乙经》卷六第四补，以与前文例合。

俯首静伏。乱于肺，则俯仰喘喝，接手^①以呼。乱于肠胃，则为霍乱。乱于臂胫，则为四厥。乱于头，则为厥逆，头重^②眩仆。

黄帝曰：五乱者，刺之有道乎？岐伯曰：有道以来，有道以去，审知其道，是谓身宝。黄帝曰：善。愿闻其道。岐伯曰：气在于心者，取之手少阴、心主之俞。气在于肺者，取之手太阴荥、足少阴俞。气在于肠胃者，取之足太阴、阳明，不下者，取之三里。气在于头者，取之天柱、大杼，不知，取足太阳荥俞。气在于臂足，取之^③先去血脉，后取其阳明、少阳之荥俞。

黄帝曰：补泻奈何？岐伯曰：徐入徐出，谓之导气。补泻无形，谓之同精。是非有余不足也，乱气之相逆也。黄帝曰：允乎哉道，明乎哉论，

---

① 接手：《甲乙经》卷六第四作"按手"。

② 头重：《甲乙经》卷六第四作"头痛"。

③ 取之：《甲乙经》卷六第四、《太素·营卫气行》并无此二字。

请著之玉版，命曰治乱[1]也。

胀论第三十五

黄帝曰：脉之应于寸口，如何而胀？岐伯曰：其脉大坚以涩者，胀也。黄帝曰：何以知脏腑之胀也？岐伯曰：阴为脏，阳为腑。

黄帝曰：夫气之令人胀也，在于血脉之中耶？脏腑之内乎？岐伯曰：三者皆存焉，然非胀之舍也。黄帝曰：愿闻胀之舍。岐伯曰：夫胀者，皆在于脏腑之外，排脏腑而郭[2]胸胁，胀皮肤，故命曰胀。

黄帝曰：脏腑之在胸胁腹里之内也，若匣匮之藏禁器也，各有次舍，异名而同处，一域之中，

---

[1] 治乱：《灵枢校勘记》顾观光云："篇题五乱，而此云治乱，必有一误。"

[2] 郭：《甲乙经》卷八第三作"廓"。按"郭"同"廓"。

其气各异，未解其意①，愿闻其故。岐伯曰：夫胸腹者②，脏腑之郭③也。膻中者，心主之宫城也。胃者，太仓也。咽喉、小肠者，传送也。胃之五窍者，闾里门户也。廉泉玉英者，津液之道也。故五脏六腑者，各有畔界，其病各有形状。营气循脉，卫气逆④为脉胀，卫气并脉循分⑤为肤胀。三里而泻，近者一下，远者三下，无问虚实，工在疾泻。

黄帝曰：愿闻胀形。岐伯曰：夫心胀者，烦心短气，卧不安。肺胀者，虚满而喘咳。肝胀者，胁下满而痛引小腹。脾胀者，善哕，四肢烦

---

① 未解其意：原作"黄帝曰：未解其意，再问"，且在下文"愿闻其故"后，文不相贯，《甲乙经》卷八第三、《太素·胀论》均无此九字。今删"黄帝曰""再问"五字，将余四字移此。

② 者：原脱，据《甲乙经》卷八第三、《太素·胀论》补。

③ 郭：此前《甲乙经》卷八第三、《太素·胀论》有"城"字，义明。

④ 逆：此后疑脱"行"字。

⑤ 分：此后疑脱"肉"字。

悗①，体重不能胜衣，卧不安②。肾胀者，腹满引背央央然③，腰髀痛。六腑胀：胃胀者，腹满，胃脘痛，鼻闻焦臭，妨于食，大便难。大肠胀者，肠鸣而痛濯濯④，冬日重感于寒，则飧泄不化⑤。小肠胀者，少腹䐜胀，引腰而痛。膀胱胀者，少腹满而气癃。三焦胀者，气满于皮肤中，轻轻然⑥而不坚。胆胀者，胁下痛胀，口中苦，善太息。凡此诸胀者，其道在一，明知逆顺，针数不失。泻虚补实，神去其室，致邪失正，真不可定，粗之所败，谓之夭命。补虚泻实，神归其室，久塞其空，

---

① 烦悗：《脉经》卷六第五、《太素·胀论》均作"急"，义胜。

② 卧不安：《脉经》卷六第五、《甲乙经》卷八第三、《太素·胀论》均无此三字。按此三字与"心胀"文重，疑衍。

③ 央央然：《甲乙经》卷八第三作"怏怏然"，《太素·胀论》作"怏然"。按"央"与"怏"通。

④ 濯濯（zhuó zhuó 浊浊）：形容肠鸣的声音。

⑤ 冬日重感于寒，则飧泄不化：《脉经》卷六第五作"寒则泄，食不化"。

⑥ 轻轻然：《脉经》卷六第五、《甲乙经》卷八第三、《太素·胀论》均作"壳壳然"。

谓之良工。

黄帝曰：胀者焉生？何因而有？岐伯曰：卫气之在身也，常然①并脉循分肉，行有逆顺，阴阳相随，乃得天和，五脏更始②，四时循序，五谷乃化。然后厥气在下，营卫留止，寒气逆上，真邪相攻，两气相搏，乃合为胀也。黄帝曰：善。何以解惑？岐伯曰：合之于真，三合而得。帝曰：善。

黄帝问于岐伯曰：《胀论》言：无问虚实，工在疾泻，近者一下，远者三下。今有其三而不下者，其过焉在？岐伯对曰：此言陷于肉肓而中气穴者也。不中气穴则气内闭，针不陷肓则气不行，上越中肉则卫气相乱，阴阳相逐③。其于胀也，当泻不泻，气故不下，三而不下，必更其道，气下乃止，不下复始，可以万全，乌有殆者乎！其于胀也，必审其胗，当泻则泻，当补则补，如鼓应

---

① 然：《甲乙经》卷八第三、《太素·胀论》均无此字，疑衍。

② 更始：《甲乙经》卷八第三作"皆治"，《太素·胀论》作"更治"。

③ 逐：《甲乙经》卷八第三作"逆"，义胜。逐，争逐也。

柠，恶有不下者乎！

五癃津液别第三十六

黄帝问于岐伯曰：水谷入于口，输于肠胃，其液别为五。天寒衣薄则为溺与气，天热[1]衣厚则为汗；悲哀气并则为泣；中热胃缓则为唾。邪气内逆，则气为之闭塞而不行，不行则为水胀，余知其然也，不知其何由生，愿闻其道。

岐伯曰：水谷皆入于口，其味有五，各注其海[2]，津液各走其道[3]。故上焦[4]出气，以温肌肉，充

---

① 热：《甲乙经》卷一第十三作"暑"，与下文"天暑衣厚则腠理开"合，似是。

② 各注其海：杨上善注："五味走于五脏四海，肝心二脏主血，故酸苦二味走于血海；脾主水谷之气，故甘味走于水谷海；肺主于气，故辛走于膻中气海；肾主脑髓，故咸走髓海也。"

③ 津液各走其道：据本篇后文所论，似指腠理为汗道，膀胱为溺道，目为泣道，胃为唾道，骨为髓道。

④ 上焦：原作"三焦"，据《甲乙经》卷一第十三、《太素·津液》改。

皮肤，为①津；其留②而不行者，为液。天暑衣厚则腠理开，故汗出；寒留于分肉之间，聚沫则为痛。天寒则腠理闭，气涩③不行，水下流④于膀胱，则为溺与气。

五脏六腑，心为之主，耳为之听，目为之候，肺为之相，肝为之将，脾为之卫，肾为之主外⑤。故五脏六腑之津液，尽上渗于目，心悲气并则心系急，心系急则肺⑥举，肺举则液上溢。夫心系

---

① 为：此下原衍"其"字，据《甲乙经》卷一第十三、《太素·津液》删，以与后文"为液"文例合。

② 留：原作"流"，据《甲乙经》卷一第十三、《太素·津液》改。

③ 涩：原作"湿"，据《甲乙经》卷一第十三、《太素·津液》改。

④ 流：原作"留"，据《甲乙经》卷一第十三改。《太素·津液》作"溜"。按"溜"与"流"同。

⑤ 主外：张介宾注："肾主骨而成立其形体，故为心之主外也。"

⑥ 肺：此后《甲乙经》卷一第十三、《太素·津液》并有"叶"字。

急，肺①不能常举，乍上乍下，故咳②而泣出矣。

中热则胃中消谷，消谷则虫上下作，肠胃充郭故胃缓，胃缓则气逆，故唾出。

五谷之津液，和合而为膏者，内渗入于骨空，补益脑髓，而下流于阴股③。阴阳不和，则使液溢而下流于阴，髓液皆减而下，下过度则虚，虚故腰背痛而胫痠。

阴阳气道不通，四海闭塞，三焦不泻，津液不化，水谷并行肠胃之中，别于回肠，留于下焦，不得渗膀胱，则下焦胀，水溢则为水胀。此津液五别之逆顺也。

---

① 心系急，肺：原作"心系与肺"，义晦，故据《甲乙经》卷一第十三改。又《太素·津液》作"心系举肺"。

② 咳：《太素·津液》作"呋"，似是。杨上善注："呋者，泣出之时，引气张口也。"

③ 而下流于阴股：《太素·津液》无"股"字。按此六字与下文重，疑衍。

五阅五使第三十七

黄帝问于岐伯曰：余闻刺有五官五阅[1]，以观五气。五气者，五脏之使也，五时之副也。愿闻其五使当安出？岐伯曰：五官者，五脏之阅也。黄帝曰：愿闻其所出，令可为常。岐伯曰：脉出于气口，色见于明堂[2]，五色更出，以应五时，各如其常，经气入脏，必当治里。

帝曰：善。五色独决于明堂乎？岐伯曰：五官已辨，阙庭必张[3]，乃立明堂。明堂广大，蕃蔽[4]见外，方壁高基[5]，引垂居外，五色乃治，平博广大，寿中百岁。见此者，刺之必已，如是之人者，

---

① 五官五阅：张介宾注："阅，外候也。五脏主于中，五官见于外，内外相应，故为五脏之阅。"

② 明堂：指鼻部而言。本经《五色》云："明堂者，鼻也。"

③ 阙庭必张：阙庭即天庭。马莳注："阙者，眉间也。庭者，颜也。"必张，必显。

④ 蕃蔽：马莳注："颊侧谓之蕃，耳门谓之蔽。"

⑤ 方壁高基：面部肌肉曰壁，方壁即面方而肌肉丰厚。下颚部曰基，高基即下颚部高起丰满。

血气有余，肌肉坚致，故可苦已针①。

黄帝曰：愿闻五官。岐伯曰：鼻者，肺之官也；目者，肝之官也；口唇者，脾之官也；舌者，心之官也；耳者，肾之官也。黄帝曰：以官何候？岐伯曰：以候五脏。故肺病者，喘息鼻张②；肝病者，眦青；脾病者，唇黄；心病者，舌卷短，颧赤；肾病者，颧与颜黑。

黄帝曰：五脉安出，五色安见，其常色殆者③如何？岐伯曰：五官不辨，阙庭不张，小其明堂，蕃蔽不见，又埤④其墙，墙下无基，垂角去外⑤，如是者，虽平常殆，况加疾哉！

黄帝曰：五色之见于明堂，以观五脏之气，左右高下，各有形乎？岐伯曰：腑脏⑥之在中也，各以次舍，左右上下，各如其度也。

---

① 可苦已针：可以耐受针刺。苦，耐也。
② 张：原误作"胀"，据《甲乙经》卷一第四及道藏本改。
③ 常色殆者：张介宾注："谓色本如常而身亦危也。"
④ 埤：同"卑"，低矮。
⑤ 垂角去外：指耳垂尖小不明显。
⑥ 腑脏：张注本作"五脏"。据前文义，似是。

逆顺肥瘦第三十八

　　黄帝问于岐伯曰：余闻针道于夫子，众多毕悉矣。夫子之道应若失，而据未有坚然者①也，夫子之问学熟乎？将审察于物而心生之乎？岐伯曰：圣人之为道者，上合于天，下合于地，中合于人事，必有明法，以起度数，法式检押②，乃后可传焉。故匠人不能释尺寸而意短长，废绳墨而起平水③也，工人不能置规而为圆，去矩而为方。知用此者，固自然之物，易用之教，逆顺之常也。

　　黄帝曰：愿闻自然奈何？岐伯曰：临深决水，

---

　　① 应若失，而据未有坚然者：张介宾注："言随应而解，若无坚据之难破者也。"

　　② 法式检押：法式，犹模式；检押，同检柙，犹规矩。

　　③ 平水：原作"平木"，据马莳注本、《类经》卷二十卷第二十改。《太素·刺法》作"水平"，义同。

不用功力，而水可竭也；循掘决冲①，而经可通也。此言气之滑涩，血之清浊，行之逆顺也。

黄帝曰：愿闻人之白黑、肥瘦、少②长，各有数乎？岐伯曰：年质壮大，血气充盈，肤革坚固，因加以邪，刺此者，深而留之。此肥人也③。广肩腋，项肉薄，厚皮而黑色，唇临临然④，其血黑以浊，其气涩以迟，其为人也，贪于取与，刺此者，深而留之，多益其数也。

黄帝曰：刺瘦人奈何？岐伯曰：瘦人者，皮薄色少，肉廉廉然⑤，薄唇轻言，其血清气滑，易脱于气，易损于血，刺此者，浅而疾之。

黄帝曰：刺常人奈何？岐伯曰：视其白黑，

---

① 循掘决冲：掘，通"堀"，洞窟也。此与上"临深决水"义同，上言深处放水，此言洞中开道，均释黄帝所问"自然"之理。又此后《甲乙经》卷五第六有"不顾坚密"四字，与上"不用功力"为对文，义胜。

② 少：原作"小"，据《甲乙经》卷五第六、《太素·刺法》改。

③ 此肥人也：《太素·刺法》无此四字，疑衍。

④ 临临然：张介宾注："临临，下垂貌，唇厚质浊之谓。"

⑤ 廉廉然：瘦削貌。张介宾注："廉，薄也。"

各为调之，其端正敦厚者，其血气和调，刺此者，无失常数也。

黄帝曰：刺壮士真骨^①者奈何？岐伯曰：刺^②壮士真骨，坚肉缓节监监然^③，此人重则气涩血浊，刺此者，深而留之，多益其数。劲则气滑血清，刺此者，浅而疾之。

黄帝曰：刺婴儿奈何？岐伯曰：婴儿者，其肉脆血少气弱，刺此者，以毫针^④，浅刺而疾发针，日再可也。

黄帝曰：临深决水奈何？岐伯曰：血清气浊^⑤，疾泻之，则气竭焉。黄帝曰：循掘决冲奈何？岐伯曰：血浊气涩，疾泻之，则经可通也。

黄帝曰：脉行之逆顺奈何？岐伯曰：手之三阴，从脏走手；手之三阳，从手走头；足之三阳，

---

① 真骨：张介宾注："壮士之骨多坚刚，故曰真骨。"

② 刺：律以前后文例，不当有此字，疑涉上文致衍。

③ 监监然：张介宾注："监监，坚固貌。"

④ 针：原脱，据《甲乙经》卷五第六、《太素·刺法》补，以与本经《九针十二原》合。

⑤ 浊：《太素·刺法》作"滑"，义胜。

从头走足；足之三阴，从足走腹。

黄帝曰：少阴之脉独下行何也？岐伯曰：不然。夫冲脉者，五脏六腑之海也，五脏六腑皆禀焉。其上者，出于颃颡，渗诸阳，灌诸精[①]；其下者，注少阴之大络，出于气街，循阴股内廉，入腘中，伏行骭骨内，下至内踝之后属而别；其下者，并于少阴之经，渗三阴；其前者，伏行出跗属，下循跗，入大指间，渗诸络而温肌肉。故别络结则跗上不动，不动则厥，厥则寒矣。黄帝曰：何以明之？岐伯曰：以言导之，切而验之，其非必动，然后乃可明逆顺之行也。

黄帝曰：窘乎哉！圣人之为道也，明于日月，微于毫厘，其非夫子，孰能道之也。

---

① 精：《甲乙经》卷二第二作"阴"。

血络论第三十九

黄帝曰：愿闻其^①奇邪而不在经者^②。岐伯曰：血络是也。黄帝曰：刺血络而仆者何也？血出而射者何也？血出^③黑而浊者何也？血出清而半为汁者何也？发针而^④肿者何也？血出若多若少而面色苍苍者何也？发针而面色不变而烦悗者何也？多出血而不动摇者何也？愿闻其故。

岐伯曰：脉气盛而血虚者，刺之则脱气，脱气则仆。血气俱盛而阴气多^⑤者，其血滑，刺之则射；阳气蓄积，久留而不泻者，其血黑以浊，故不能射。新饮而液渗于络，而未合和于血也，故

---

① 其：《太素·量络刺》无此字，义胜。

② 者：此下《甲乙经》卷一第十四有"何也"二字，似是。

③ 出：原作"少"，据《甲乙经》卷一第十四、《太素·量络刺》改。

④ 而：《太素·量络刺》无此字，似是。

⑤ 阴气多：杨上善注："阳气多者其血滑，刺之血射。此为阴气多者，阴多为涩，故阴字错也。"此说似是。

血出而①汁别焉；其不新饮者，身中有水，久则为肿。阴气积于阳，其气因于络，故刺之血未出而气先行，故肿。阴阳之气，其新相得而未和合，因而泻之，则阴阳俱脱，表里相离，故脱色而苍苍然。刺之血出多②，色不变而烦悗者，刺络而③虚经，虚经之属于阴者，阴脱④故烦悗。阴阳相得而合为痹者，此为内溢于经，外注于络，如是者，阴阳俱有余，虽多出血而弗能虚也。

黄帝曰：相之奈何？岐伯曰：血脉盛者⑤，坚横以赤，上下无常处，小者如针，大者如筋，则⑥而泻之万全也，故无失数矣。失数而反，各如其度。

————

① 而：《太素·量络刺》作"面"。按上文帝问作"而面"，此似脱一字。

② 血出多：《甲乙经》卷一第十四无此三字，其上"刺之"连下读。

③ 而：《太素·量络刺》作"中"，义胜。

④ 阴脱：《甲乙经》卷一第十四作"阴气脱"。

⑤ 盛者：原误倒为"者盛"，据《太素·量络刺》乙正。

⑥ 则：《甲乙经》卷一第十四作"刺"，《太素·量络刺》作"即"。

黄帝曰：针入而肉著^①者何也？岐伯曰：热气因于针，则针热，热则肉著于针，故坚焉。

阴阳清浊第四十

黄帝曰：余闻十二经脉，以应十二经水^②者，其五色各异，清浊不同，人之血气若一，应之奈何？岐伯曰：人之血气，苟能若一，则天下为一矣，恶有乱者乎？

黄帝曰：余问一人，非问天下之众。岐伯曰：夫一人者，亦有乱气，天下之众，亦有乱人，其合为一耳。

黄帝曰：愿闻人气之清浊。岐伯曰：受谷者

---

① 肉著（zhuó 浊）：肉吸着于针而不易转动。杨上善注："肤肌气热，故令针热，针热则肉著，转之为难。"

② 十二经水：此后《太素·营卫气行》重此四字。

浊，受气者清。清者注阴，浊者注阳[1]。浊而清者，上出于咽；清而浊者，则下行[2]。清浊相干，命曰乱气。

黄帝曰：夫阴清而阳浊，浊者[3]有清，清者有浊，清浊[4]别之奈何？岐伯曰：气之大别，清者上注于肺，浊者下走[5]于胃。胃之清气，上出于口；肺之浊气，下注于经，内积于海。

黄帝曰：诸阳皆浊，何阳浊[6]甚乎？岐伯曰：手太阳独受阳之浊，手太阴独受阴之清。其清者

---

[1] 清者注阴，浊者注阳：张介宾注："浊气者谷气也，故曰受谷者浊；清气者天气也，故曰受气者清。喉主天气，故天之清气自喉而注阴，阴者五脏也。咽主地气，故谷之浊气自咽而注阳，阳者六腑也。"

[2] 则下行：《甲乙经》卷一第十二作"下行于胃"。此下并有"清者上行，浊者下行"八字。

[3] 者：《甲乙经》卷一第十二作"中"，下"者"字同。

[4] 清浊：《甲乙经》卷一第十二、《太素·营卫气行》均无此二字，疑承上而衍。

[5] 走：《甲乙经》卷一第十二、《太素·营卫气行》均作"流"。

[6] 浊：《甲乙经》卷一第十二、《太素·营卫气行》并作"独"。

上走空窍，其浊者下行诸经。诸阴皆清，足太阴
独受其浊。

　　黄帝曰：治之奈何？岐伯曰：清者其气滑，
浊者其气涩，此气之常也。故刺阴者，深而留之；
刺阳者，浅而疾之；清浊相干者，以数调之也。

阴阳系日月第四十一

黄帝曰：余闻天为阳，地为阴，日为阳，月为阴，其合之于人奈何？岐伯曰：腰以上为天，腰以下为地，故天为阳，地为阴。故[①]足之十二经脉，以应十二月，月生于水，故在下者为阴。手之十指，以应十日，日主火，故在上者为阳。

黄帝曰：合之于脉奈何？岐伯曰：寅者正月之生阳也，主左足之少阳；未者六月，主右足之少阳。卯者二月，主左足之太阳；午者五月，主右足之太阳。辰者三月，主左足之阳明；巳者四月，主右足之阳明。此两阳合于前[②]，故曰阳明。

---

① 故：《太素·阴阳合》无此字。

② 两阳合于前：《素问·阴阳类论》王冰注引本经作"两阳合明"。

申者七月之生阴也，主右足之少阴；丑者十二月，主左足之少阴。酉者八月，主右足之太阴；子者十一月，主左足之太阴。戌者九月，主右足之厥阴；亥者十月，主左足之厥阴。此两阴交尽，故曰厥阴。

甲主左手之少阳，己主右手之少阳。乙主左手之太阳，戊主右手之太阳。丙主左手之阳明，丁主右手之阳明，此两火并合，故为阳明。庚主右手之少阴，癸主左手之少阴。辛主右手之太阴，壬主左手之太阴。

故足之阳者，阴中之少阳也；足之阴者，阴中之太阴也；手之阳者，阳中之太阳也；手之阴者，阳中之少阴也。腰以上者为阳，腰以下者为阴。

其于五脏也，心为阳中之太阳，肺为阳中之少阴①，肝为阴中之少阳，脾为阴中之至阴，肾为阴中之太阴。

黄帝曰：以治之奈何？岐伯曰：正月、二月、

---

① 阳中之少阴：原作"阴中之少阴"，据《太素·阴阳合》改，以与《九针十二原》"阳中之少阴，肺也"相合。

三月，人气在左，无刺左足之阳；四月、五月、六月，人气在右，无刺右足之阳；七月、八月、九月，人气在右，无刺右足之阴，十月、十一月、十二月，人气在左，无刺左足之阴。

黄帝曰：五行以东方为甲乙木，王①春，春者苍色，主肝。肝者足厥阴也。今乃以甲为左手之少阳，不合于数，何也？岐伯曰：此天地之阴阳也，非四时五行之以次行也。且夫阴阳者，有名而无形，故数之可十，离之可百，散之可千，推之可万，此之谓也。

病传第四十二

黄帝曰：余受九针于夫子，而私览于诸方，或有导引行气、乔摩②、灸熨、刺炳、饮药之一者，可独守耶，将尽行之乎？岐伯曰：诸方者，众人之方也，非一人之所尽行也。

---

① 王：《太素·阴阳合》作"主"。按"王"通"旺"。
② 乔摩：《甲乙经》卷六第十作"按摩"。

黄帝曰：此乃所谓守一勿失，万物毕者也。今余已闻阴阳之要，虚实之理，倾移之过，可治之属，愿闻病之变化，淫传绝败而不可治者，可得闻乎？岐伯曰：要乎哉问！道，昭乎其如日醒，窘乎其如夜瞑，能被而服之，神与俱成，毕将服之，神自得之，生神之理，可著于竹帛，不可传于子孙。

黄帝曰：何谓日醒？岐伯曰：明于阴阳，如惑之解，如醉之醒。黄帝曰：何谓夜瞑？岐伯曰：暗乎其无声，漠乎其无形，折毛发理，正气横倾，淫邪泮衍，血脉传溜，大气入脏，腹痛下淫，可以致死，不可以致生。

黄帝曰：大气入脏奈何？岐伯曰：病先发于心，一日而之肺，三日而之肝，五日而之脾，三日不已死。冬夜半，夏日中。

病先发于肺，三日而之肝，一日而之脾，五日而之胃，十日不已死。冬日入，夏日出。

病先发于肝，三日而之脾，五日而之胃，三日而之肾，三日不已死。冬日入，夏早食。

病先发于脾，一日而之胃，二日而之肾，三日而之膂膀胱，十日不已死。冬人定，夏晏食。

　　病先发于胃，五日而之肾，三日而之膂膀胱，五日而上之心，二日不已死。冬夜半，夏日昳①。

　　病先发于肾，三日而之膂膀胱，三日而上之心，三日而之小肠，三日不已死。冬大晨，夏晏②晡。

　　病先发于膀胱，五日而之肾，一日而之小肠，一日而之心，二日不已死。冬鸡鸣，夏下晡。

　　诸病以次相传，如是者皆有死期，不可刺也。间一脏及二、三、四脏者，乃可刺也。

淫邪发梦第四十三

　　黄帝曰：愿闻淫邪泮衍奈何？岐伯曰：正邪从外袭内，而未有定舍，反淫于脏，不得定处，与营卫俱行，而与魂魄飞扬，使人卧不得安而喜

　　────────

　　① 日昳（dié 迭）：指午后太阳偏西之时。

　　② 晏：原作"早"，据《素问·标本病传论》《甲乙经》卷六第十改。

梦。气淫于腑，则有余于外，不足于内；气淫于
脏，则有余于内，不足于外。

黄帝曰：有余不足有形乎？岐伯曰：阴气^①盛，
则梦涉大水而恐惧；阳气盛，则梦大火而燔焫；阴
阳俱盛，则梦相杀^②。上盛则梦飞，下盛则梦堕。甚
饥则梦取，甚饱则梦予。肝气盛则梦怒；肺气盛则
梦恐惧，哭泣，飞扬；心气盛则梦善笑，恐畏；脾
气盛则梦歌乐，身体重不举；肾气盛则梦腰脊两解
不属。凡此十二盛者，至而泻之，立已。

厥气客于心，则梦见丘山烟火；客于肺，则
梦飞扬，见金铁之奇物；客于肝，则梦见山林树
木；客于脾，则梦见丘陵大泽，坏屋风雨；客于
肾，则梦临渊，没居水中；客于膀胱，则梦游行；
客于胃，则梦饮食；客于大肠，则梦田野；客于
小肠，则梦聚邑冲衢；客于胆，则梦斗讼自刳；
客于阴器，则梦接内；客于项，则梦斩首；客于

---

① 阴气：《素问·脉要精微论》《甲乙经》卷六第八、《太
素·四时脉诊》均无"气"字，下"阳气"同。

② 相杀：此后《素问·脉要精微论》《甲乙经》卷六第八、
《太素·四时脉诊》均有"毁伤"二字。

胫，则梦行走而不能前，及居深地窌①苑中；客于股肱，则梦礼节拜起；客于胞，则梦溲便。凡此十五不足者，至而补之，立已也。

顺气一日分为四时第四十四

黄帝曰：夫百病之所始生者，必起于燥湿寒暑风雨，阴阳喜怒，饮食居处，气合而有形，得脏而有名，余知其然也。夫百病者，多以旦慧、昼安、夕加、夜甚，何也？岐伯曰：四时之气使然。

黄帝曰：愿闻四时之气。岐伯曰：春生、夏长、秋收、冬藏，是气之常也，人亦应之。以一日分为四时，朝则为春，日中为夏，日入为秋，夜半为冬。朝则人气始生，病气衰，故旦慧；日中人气长，长则胜邪，故安；夕则人气始衰，邪气始生，故加；夜半人气入脏，邪气独居于身，故甚也。

黄帝曰：其时有反者何也？岐伯曰：是不应

---

① 窌（jiào 叫）：同"窖"，即地窖。

四时之气，脏独主其病者，是必以脏气之所不胜时者甚，以其所胜时者起也。

黄帝曰：治之奈何？岐伯曰：顺天之时，而病可与期。顺者为工，逆者为粗。

黄帝曰：善。余闻刺有五变，以主五输，愿闻其数。岐伯曰：人有五脏，五脏①有五变，五变有五输，故五五二十五输，以应五时。

黄帝曰：愿闻五变。岐伯曰：肝为牡脏，其色青，其时春，其日甲乙②，其音角，其味酸。心为牡脏，其色赤，其时夏，其日丙丁，其音徵，其味苦。脾为牝脏，其色黄，其时长夏，其日戊己，其音宫，其味甘。肺为牝脏，其色白，其时秋，其日庚辛③，其音商，其味辛。肾为牝脏，其色黑，其时冬，其日壬癸，其音羽，其味咸。是

---

① 五脏：《甲乙经》卷一第二、《太素·变输》并无此二字，下"五变有五输"句作"变有五输"。

② 其日甲乙：此四字原在"其味酸"之后，与以下各脏次序不一，故据《甲乙经》卷一第二移此。

③ 其时秋其日庚辛：此七字原在"其音商"之后，与前后诸脏次序不一，故据《甲乙经》卷一第二移此。

为五变。

黄帝曰：以主五输奈何？岐伯曰：脏主冬，冬刺井；色主春，春刺荥；时主夏，夏刺输；音主长夏，长夏刺经；味主秋，秋刺合①。是谓五变以主五输。

黄帝曰：诸原安合，以致六输？岐伯曰：原独不应五时，以经合之，以应其数，故六六三十六输。

黄帝曰：何谓脏主冬，时主夏，音主长夏，味主秋，色主春？愿闻其故。岐伯曰：病在脏者，取之井；病变于色者，取之荥；病时间时甚者，取之输；病变于音者，取之经；经满而血者②，病在胃及以饮食不节得病者，取之合，故命曰味主合。是谓五变也。

---

① 脏主冬……秋刺合：按《难经·七十四难》论五输所主次序为：春刺井、夏刺荥、长夏刺输、秋刺经、冬刺合。

② 经满而血者：此句与前后文义不甚相贯，且句式不合，疑有误。

外揣第四十五

黄帝曰：余闻九针九篇，余亲受其调[①]，颇得其意。夫九针者，始于一而终于九，然未得其要道也。夫九针者，小之则无内，大之则无外，深不可为下，高不可为盖，恍惚无穷，流溢无极，余知其合于天道、人事、四时之变也，然余愿杂之毫毛，浑束为一，可乎？岐伯曰：明乎哉问也！非独针道焉，夫治国亦然。

黄帝曰：余愿闻针道，非国事也。岐伯曰：夫治国者，夫惟道焉，非道，何可小大深浅杂合而为一乎？

黄帝曰：愿卒闻之。岐伯曰：日与月焉，水与镜焉，鼓与响焉。夫日月之明，不失其影；水镜之察，不失其形；鼓响之应，不后其声。动摇则应和，尽得其情。

---

① 受其调：受，原作"授"，据《太素·知要道》改。《灵枢校勘记》顾观光云："当云亲受其词。"

黄帝曰：窘乎哉！昭昭之明不可蔽。其不可蔽[1]，不失阴阳也。合而察之，切而验之，见而得之，若清水明镜之不失其形也。五音不彰，五色不明，五脏波荡，若是则内外相袭，若鼓之应桴，响之应声，影之似形。故远者司外揣内，近者司内揣外，是谓阴阳之极，天地之盖，请藏之灵兰之室，弗敢使泄也。

五变第四十六

黄帝问于少俞曰：余闻百疾之始期也，必生于风雨寒暑，循毫毛而入腠理，或复还，或留止，或为风肿汗出，或为消瘅，或为寒热，或为留痹，或为积聚，奇邪淫溢，不可胜数，愿闻其故。夫同时得病，或病此，或病彼，意者天之为人生风乎，何其异也？少俞曰：夫天之生风者，非以私百姓也，其行公平正直，犯者得之，避者得无殆，非求人而人自犯之。

---

① 蔽：此后《太素·知要道》有"者"字，义顺。

　　黄帝曰：一时遇风，同时得病，其病各异，愿闻其故。少俞曰：善乎哉问！请论以比匠人。匠人磨斧斤，砺刀削斲①材木，木之阴阳尚有坚脆，坚者不入，脆者皮弛，至其交节，而缺斤斧焉。夫一木之中，坚脆不同，坚者则刚，脆者易伤，况其材木之不同，皮之厚薄，汁之多少，而各异耶？夫木之早花先生叶者，遇春霜烈风，则花落而叶萎；久曝大旱，则脆木薄皮者，枝条汁少而叶萎；久阴淫雨，则薄皮多汁者，皮溃而漉；卒风暴起，则刚脆之木，枝折杌伤；秋霜疾风，则刚脆之木，根摇而叶落。凡此五者，各有所伤，况于人乎。

　　黄帝曰：以人应木奈何？少俞答曰：木之所伤也，皆伤其枝，枝之刚脆而坚，未成伤也。人之有常病也，亦因其骨节皮肤腠理之不坚固者，邪之所舍也，故常为病也。

---

　　① 斲（zhuó 浊）：同“斫”，砍伐。

黄帝曰：人之善病风肿汗出者^①，何以候之？少俞答曰：肉不坚，腠理疏，则善病风^②。黄帝曰：何以候肉之不坚也？少俞答曰：腘肉^③不坚而无分理者，粗理而皮不致者^④，腠理疏，此言其浑然者。

黄帝曰：人之善病消瘅者，何以候之？少俞答曰：五脏皆柔弱者，善病消瘅。黄帝曰：何以知五脏之柔弱也？少俞答曰：夫柔弱者，必有刚强，刚强多怒，柔者易伤也。黄帝曰：何以候柔弱之与刚强？少俞答曰：此人薄皮肤，而目坚固以深者，长衡^⑤直扬，其心刚，刚则多怒，怒则气

---

① 善病风肿汗出者：原作"善病风厥漉汗者"。按本篇首节云"或为风肿汗出"，本节"少俞答曰：肉不坚，腠理疏，善病风"，均未及"厥"字；而"漉汗"亦当为"汗出"，故据首节之文改。

② 风：此后疑脱"肿"字。

③ 腘肉：原作"䐃肉"，据《甲乙经》卷十第二上改。

④ 而无分理者，粗理而皮不致者：原作"而无分理，理者粗理，粗理而皮不致者"，文义不畅，《甲乙经》卷十第二上作"而无分理者，肉不坚，肤粗而皮不致者"，亦未甚妥。今据文义并参《甲乙经》改。

⑤ 衡：原作"冲"，据《甲乙经》卷十一第六改。衡，眉上。

上逆，胸中蓄积，血气逆留，䯏皮充肌[1]，血脉不行，转而为热，热则消肌肤，故为消瘅。此言其人暴刚而肌肉弱者也。

黄帝曰：人之善病寒热者，何以候之？少俞答曰：小骨弱肉[2]者，善病寒热。黄帝曰：何以候骨之小大，肉之坚脆，色之不一也？少俞答曰：颧骨者，骨之本也。颧大则骨大，颧小则骨小。皮肤薄而其肉无，其臂懦懦然，其地色炲[3]然，不与其天同色，污然独异，此其候也。然[4]臂薄者，其髓不满，故善病寒热也。

黄帝曰：何以候人之善病痹者？少俞答曰：粗理而肉不坚者，善病痹。黄帝曰：痹之高下有处乎？少俞答曰：欲知其高下者，各视其部。

------

① 䯏（kuān 宽）皮充肌：《甲乙经》卷十一第六作"腹皮充胀"。䯏，《广韵》："体也。"此指全身皮肉充胀。

② 肉：据下文黄帝复问，此后似脱"色之不一"四字。

③ 地色炲（tái 台）：炲，原作"殆"，形近致误，据《甲乙经》卷八第一上改。地，指地阁。炲，煤烟尘也。此言下巴色黑而无光泽。

④ 然：此后原衍"后"字，据《甲乙经》卷八第一上删。

黄帝曰：人之善病肠中积聚者，何以候之？少俞答曰：皮肤薄而不泽，肉不坚而淖泽。如此则肠胃恶，恶则邪气留止，积聚乃作^①，脾胃之间，寒温不次，邪气稍至，稽^②积留止，大聚乃起。

黄帝曰：余闻病形，已知之矣，愿闻其时。少俞答曰：先立其年，以知其时。时高则起，时下则殆，虽不陷下，当年有冲通，其病必起，是谓因形而生病。五变之纪也。

本脏第四十七

黄帝问于岐伯曰：人之血气精神者，所以奉生而周于性命者也。经脉者，所以行血气而营阴阳，濡筋骨，利关节者也。卫气者，所以温分肉，充皮肤，肥腠理，司开^③阖者也。志意者，所以御精神，收魂魄，适寒温，和喜怒者也。是故血和则经脉流

---

① 作：原作"伤"，据《甲乙经》卷八第二改。

② 稽（xù 序）：同"畜""蓄"，聚也，积也。

③ 开：原作"关"，乃繁体形近易误，"开"与下"阖"为对文，为是，故据张志聪注本改。

行，营复阴阳，筋骨劲强，关节清①利矣。卫气和则分肉解利，皮肤调柔，腠理致密矣。志意和则精神专直，魂魄不散，悔怒不起，五脏不受邪矣。寒温和则六腑化谷，风痹不作，经脉通利，肢节得安矣。此人之常平也。五脏者，所以藏精神、血气、魂魄者也。六腑者，所以化水谷而行津液者也。此人之所以具受于天也，愚②智贤不肖无以相倚也。然有其独尽天寿，而无邪僻之病，百年不衰，虽犯风雨、卒寒、大暑，犹③弗能害也。有其不离屏蔽室内，无怵惕之恐，然犹不免于病，何也？愿闻其故。岐伯对曰：窘乎哉问也！五脏者，所以参天地，副阴阳，而连四时，化五节者也。五脏者，固有小大、高下、坚脆、端正、偏倾者，六腑亦有小大、长短、厚薄、结直、缓急。凡此二十五者各不同，或善或恶，或吉或凶，请言其方。

心小则安，邪弗能伤，易伤以忧；心大则忧

---

① 清：《太素·五脏命分》作"滑"，义胜。

② 愚：此前原衍"无"字，据《太素·五脏命分》删。

③ 犹：此后原衍"有"字，据《太素·五脏命分》删。

不能伤，易伤于邪。心高则满于肺中，悗而善忘，难开以言；心下则脏外，易伤于寒，易恐以言。心坚则脏安守固；心脆则善病消瘅热中。心端正则和利难伤；心偏倾则操持不一，无守司也。

肺小则安①，少饮，不病喘喝；肺大则多饮，善病胸痹、喉痹、逆气。肺高则上气，肩息咳②；肺下则居贲迫肺③，善胁下痛。肺坚则不病咳上气；肺脆则苦病消瘅易伤。肺端正则和利难伤；肺偏倾则胸偏痛也。

肝小则脏安，无胁下之病；肝大则逼胃迫咽，迫咽则苦膈中，且胁下痛。肝高则上支贲，且胁悗④，为息贲；肝下则逼胃，胁下空，胁下⑤空则易

---

① 安：原脱，《灵枢识》丹波元简云："以前后文例推之，'肺小则'下恐脱'安'字。"此说是，据补。

② 肩息咳：《太素·五脏命分》作"肩息欲咳"，似是。

③ 居贲迫肺：《甲乙经》卷一第五"居"作"逼"，《太素·五脏命分》"肺"作"肝"，均较本经义胜。

④ 且胁悗：且，原作"切"，《甲乙经》卷一第五作"加"，均非。按上文有"且胁下痛"句，则"切"当为"且"音误，故据改。

⑤ 胁下：《甲乙经》卷一第五、《太素·五脏命分》均无此二字。

受邪。肝坚则脏安难伤；肝脆则善病消瘅易伤。肝端正则和利难伤；肝偏倾则胁下①痛也。

脾小则脏安，难伤于邪也；脾大则苦凑眇而痛②，不能疾行。脾高则引季胁而痛；脾下则下加于大肠，下加于大肠则脏苦受邪。脾坚则脏安难伤；脾脆则善病消瘅易伤。脾端正则和利难伤；脾偏倾则善满善胀也。

肾小则脏安难伤；肾大则善病腰痛，不可以俯仰，易伤以邪。肾高则苦背膂痛，不可以俯仰；肾下则腰尻痛，不可以俯仰，为狐疝。肾坚则不病腰背痛；肾脆则善病消瘅易伤。肾端正则和利难伤；肾偏倾则苦腰尻③痛也。

凡此二十五变者，人之所苦常病也④。

黄帝曰：何以知其然也？岐伯曰：赤色小理

---

① 下：此后《甲乙经》卷一第五、《太素·五脏命分》均有"偏"字。

② 凑眇（miǎo 秒）而痛：谓胁下胀满而痛。凑，充聚也。眇，胁下虚软处。

③ 尻：此后《太素·五脏命分》有"偏"字。

④ 也：原无，据《甲乙经》卷一第五、《太素·五脏命分》补。

者心小，粗理者心大。无髑骭者心高，髑骭小短举者心下。髑骭长者心^①坚，髑骭弱小^②以薄者心脆。髑骭直下不举者心端正，髑骭倚一方者心偏倾也。

白色小理者肺小，粗理者肺大。巨肩反膺陷喉者肺高，合腋张胁者肺下。好肩背厚者肺坚，肩背薄者肺脆。背膺厚者^③肺端正，胁偏疏者肺偏倾也。

青色小理者肝小，粗理者肝大。广胸反骹^④者肝高，合胁兔骹^⑤者肝下。胸胁好者肝坚，胁骨弱者肝脆。膺腹好相得者肝端正，胁骨偏举者肝偏倾也。

黄色小理者脾小，粗理者脾大。揭唇者脾高，唇下纵者脾下。唇坚者脾坚，唇大而不坚者脾脆。

---

① 心：此后原有"下"字，与前后文例不合，故据《甲乙经》卷一第五、《太素·五脏命分》删。

② 小：《太素·五脏命分》无此字。

③ 背膺厚者：《太素·五脏命分》作"好肩膺者"。

④ 反骹（qiāo 敲）：指肋骨下缘高起。《类经》张介宾注："胁下之骨为骹也。反骹者，胁骨高而张也。"

⑤ 兔骹：指下部肋骨低陷。《类经》张介宾注："兔骹者，胁骨低合如兔也。"

唇上下好者脾端正，唇偏举者脾偏倾也。

黑色小理者肾小，粗理者肾大。耳高①者肾高，耳后陷者肾下。耳坚者肾坚，耳薄不坚者肾脆。耳好前居牙车者肾端正，耳偏高者肾偏倾也。

凡此诸变者，持则安，减则病也。

帝曰：善。然非余之所问也。愿闻人之有不可病者，至尽天寿，虽有深忧大恐，怵惕之志，犹不能减也，甚寒大热，不能伤也；其有不离屏蔽室内，又无怵惕之恐，然不免于病者，何也？愿闻其故。岐伯曰：五脏六腑，邪之舍也，请言其故。五脏皆小者，少病，苦燋心，大愁忧；五脏皆大者，缓于事，难使以忧。五脏皆高者，好高举措；五脏皆下者，好出人下。五脏皆坚者，无病；五脏皆脆者，不离于病。五脏皆端正者，和利得人心；五脏皆偏倾者，邪心而善盗，不可以为人平，反复言语也。

黄帝曰：愿闻六腑之应。岐伯答曰：肺合大

---

① 耳高：原倒作"高耳"，据《甲乙经》卷一第五乙正，以与后文例相合。

肠，大肠者，皮其应；心合小肠，小肠者，脉其应；肝合胆，胆者，筋其应；脾合胃，胃者，肉其应；肾合三焦膀胱，三焦膀胱者，腠理毫毛其应。

黄帝曰：应之奈何？岐伯曰：肺应皮。皮厚者大肠厚，皮薄者大肠薄，皮缓腹裹^①大者大肠大^②而长，皮急者大肠急而短，皮滑者大肠直，皮肉不相离者大肠结。

心应脉，皮厚者脉厚，脉厚者小肠厚；皮薄者脉薄，脉薄者小肠薄；皮缓者脉缓，脉缓者小肠大而长；皮薄而脉冲小者，小肠小而短；诸阳经脉皆多纡屈者，小肠结。

脾应肉，肉䐃坚大者胃厚，肉䐃么者胃薄，肉䐃小而么者胃不坚，肉䐃不称身者胃下，胃下者，下管约不利。肉䐃不坚者胃缓，肉䐃无小果^③

---

① 裹：原误作"里"，《太素·脏腑应候》作"果"，《千金方》卷十八第一作"裹"。按"果"与"裹"通，为是，故据改。

② 大：《甲乙经》卷一第五作"缓"，与后"急"为对文，义胜。

③ 果：原作"里"，据《太素·脏腑应候》改。下"里"字同改。

累者胃急，肉䐃多小^①果累者胃结，胃结者，上管约不利也。

肝应爪^②，爪厚色黄者胆厚，爪薄色红者胆薄，爪坚色青者胆急，爪濡色赤者胆缓，爪直色白无纹^③者胆直，爪恶色黑多纹者胆结也。

肾应骨，密理厚皮者三焦膀胱厚，粗理薄皮者三焦膀胱薄，疏腠理^④者三焦膀胱缓，皮急而无毫毛者三焦膀胱急，毫毛美而粗者三焦膀胱直，稀毫毛者三焦膀胱结也。

黄帝曰：厚薄美恶皆有形，愿闻其所病。岐伯答曰：视^⑤其外应，以知其内脏，则知所病矣。

---

① 小：原作"少"，据《甲乙经》卷一第五、《太素·脏腑应候》改。

② 爪：《甲乙经》卷一第五作"筋"。

③ 无纹：原作"无约"。按"约"乃"纹"形近致误，"无纹"与下文"多纹"相对，为是，故据改。

④ 疏腠理：《甲乙经》卷一第五、《太素·脏腑应候》均作"腠理疏"。

⑤ 视：此前《甲乙经》卷一第五、《太素·脏腑应候》均有"各"字。

卷之八

禁服第四十八

雷公问于黄帝曰：细子得受业，通于《九针》六十篇，旦暮勤服之，久者编绝，近者简垢①，然尚讽诵弗置，未尽解于意矣。《外揣》言浑束为一，未知所谓也。夫大则无外，小则无内，大小无极，高下无度，束之奈何？士之才力，或有厚薄，智虑褊浅，不能博大深奥，自强于学未②若细子。细子恐其散于后世，绝于子孙，敢问约之奈何？黄帝曰：善乎哉问也！此先师之所禁，坐私传之也，割臂歃血之盟也，子若欲得之，何不斋乎？

----

① 久者编绝，近者简垢：原作"近者编绝，久者简垢"，《太素·人迎脉口诊》"久"作"远"，杨上善注："其简之书，远年者编有断绝，其近年者简生尘垢。"文通义顺，据此，则"近""久"二字误倒，故据改。

② 未：原无，义未妥，故据《太素·人迎脉口诊》补。

雷公再拜而起曰：请闻命于是也。乃斋宿三日而请曰：敢问今日正阳，细子愿以受盟。黄帝乃与俱入斋室，割臂歃血。黄帝亲祝曰：今日正阳，歃血传方，有敢背此言者，必[1]受其殃。雷公再拜曰：细子受之。黄帝乃左握其手，右授之书，曰：慎之慎之，吾为子言之。

凡刺之理，经脉为始，营其所行，知其度量，内次[2]五脏，外别[3]六腑，审察卫气，为百病母，调其虚实，虚实乃止，泻其血络，血尽不殆矣。雷公曰：此皆细子之所以通，未知其所约也。黄帝曰：夫约方者，犹约囊也，囊满而弗约则输泄，方成弗约则神弗与俱[4]。雷公曰：愿为下材者，勿满而约之。黄帝曰：未满而知约之以为工，不可以为天下师。

---

① 必：原作"反"，据《太素·人迎脉口诊》改。

② 次：原作"刺"，据本经《经脉》篇及《太素·人迎脉口诊》改。

③ 外别：原作"外刺"，据本经《经脉》篇改。《太素·人迎脉口诊》作"别其"，义同。

④ 神弗与俱：原作"神与弗俱"，据《太素·人迎脉口诊》改。

　　雷公曰：愿闻为工。黄帝曰：寸口主中，人迎主外，两者相应，俱往俱来，若引绳大小齐等，春夏人迎微大，秋冬寸口微大，如是者名曰平人。

　　人迎大一倍于寸口，病在足少阳；一倍而躁，在手少阳。人迎二倍，病在足太阳；二倍而躁，病在手太阳。人迎三倍，病在足阳明；三倍而躁，病在手阳明。盛则为热，虚则为寒，紧则为痛痹，代则乍甚乍间。盛则泻之，虚则补之，紧痛则取之分肉，代则取血络且饮药，陷下则灸之，不盛不虚以经取之，名曰经刺。人迎四倍者，且大且数，名曰溢阳。溢阳为外格，死不治。必审按其本末，察其寒热，以验其脏腑之病。

　　寸口大于人迎一倍，病在足厥阴；一倍而躁，在手心主。寸口二倍，病在足少阴；二倍而躁，在手少阴。寸口三倍，病在足太阴；三倍而躁，在手太阴。盛则胀满，寒中，食不化；虚则热中，出糜[①]，少气，溺色变。紧则痛痹，代则乍痛乍止。

──────────

　　① 糜：原作"縻"，据《甲乙经》卷四第一上、《太素·人迎脉口诊》改。

盛则泻之，虚则补之，紧则先刺而后灸之，代则
取血络而后调之，陷下则徒灸之。陷下者，脉血
结于中，中有著血，血寒故宜灸之。不盛不虚以
经取之。寸口四倍者，名曰内关，内关者，且大
且数，死不治。必审察其本末之寒温^①，以验其脏
腑之病。

　　通其营输，乃可传于大数。大数曰：盛则徒
泻之，虚则徒补之，紧则灸刺且饮药，陷下则徒
灸之，不盛不虚以经取之。所谓经治者，饮药，
亦曰^②灸刺，脉急则引，脉代^③以弱则欲安静，用
力无劳也^④。

_____

　　① 必审查其本末之寒温：《甲乙经》卷四第一上作"必审按其
本末，察其寒温"，与上节"必审按其本末，察其寒热"文义
同，似是。

　　② 曰：《甲乙经》卷四第一上作"用"，于义较明。

　　③ 代：原作"大"，与下"弱"脉不相协，故据《甲乙经》卷
四第一上、《太素·人迎脉口诊》改。

　　④ 用力无劳也：《甲乙经》卷四第一上、《太素·人迎脉口诊》
均作"无劳用力"，于义较明。

五色第四十九

雷公问于黄帝曰：五色独决于明堂乎？小子未知其所谓也。黄帝曰：明堂者鼻也，阙者眉间也，庭者颜也，蕃者颊侧也，蔽者耳门也，其间欲方大，去之十步，皆见于外，如是者寿，必中百岁。

雷公曰：五官之辨奈何？黄帝曰：明堂骨高以起，平以直，五脏次于中央，六腑夹其两侧，首面上于阙庭，王宫在于下极，五脏安于胸中，真色以致，病色不见，明堂润泽以清，五官恶得无辨乎？雷公曰：其不辨者，可得闻乎？黄帝曰：五色①之见也，各出其色②部。部③骨陷者，必不免于病矣。其色部乘袭④者，虽病甚，不死矣。

---

① 五色：此前《甲乙经》卷一第十五有"五脏"二字。

② 色：《甲乙经》卷一第十五无此字。

③ 部：此前《甲乙经》卷一第十五有"其"字，义胜。

④ 色部乘袭：《甲乙经》卷一第十五作"部色乘袭"，义胜。乘袭，据后文义，当指母子相承。

雷公曰：官五色奈何？黄帝曰：青黑为痛，黄赤为热，白为寒，是谓五官。

雷公曰：病之益甚，与其方衰如何？黄帝曰：外内皆在焉。切其脉口，滑小紧以沉者，病[1]益甚，在中；人迎气大紧以浮者，其病益甚，在外。其脉口浮滑[2]者，病日进；人迎沉而滑者，病日损。其脉口滑以沉者，病日进，在内；其人迎脉滑盛以浮者，其病日进，在外。脉之浮沉及人迎与寸口气小大等者，病难已。病之在脏，沉而大者，易已，小为逆；病在腑，浮而大者，其病易已[3]。人迎盛坚[4]者，伤于寒；气口盛坚者，伤于食。

雷公曰：以色言病之间甚奈何？黄帝曰：其

———

① 病：此前《太素·人迎脉口诊》有"其"字，与下文例合。

② 浮滑：《太素·人迎脉口诊》作"滑而浮"，与下文例合。

③ 已：据前"在脏"文例，此后当有"小为逆"三字。

④ 坚：《甲乙经》卷四第一上、《太素·人迎脉口诊》均作"紧"，下"气口盛坚"句中"坚"字同。

色粗以明者为间①，沉夭者为甚，其色上行者病益甚，其色下行如云彻散者病方已②。五色各有脏部，有外部，有内部也。色从外部走内部者，其病从外走内；其色从内走外者，其病从内走外。病生于内者，先治其阴，后治其阳，反者益甚。其病生于外③者，先治其阳④，后治其阴⑤，反者益甚。其脉滑大以代而长者，病从外来，目有所见，志有所恶，此阳气之并也，可变而已⑥。

雷公曰：小子闻风者百病之始也，厥痹⑦者寒

---

① 者为间：原脱，据《甲乙经》卷一第十五补，以与下文"为甚"相对。

② 已：原作"以"，据文义改。

③ 外：原作"阳"，据《甲乙经》卷一第十五改，以与上"病生于内"文句合。

④ 阳：原作"外"，据《甲乙经》卷一第十五改，以与上文句合。

⑤ 阴：原作"内"，据《甲乙经》卷一第十五改，以与上文句合。

⑥ 其脉滑大……可变而已：此三十一字乃属脉论，不当置"以色言病"之后。《甲乙经》卷四第一上移于上节"气口盛坚者伤于食"之下，似是。

⑦ 厥痹：原作"厥逆"，据后文"冲浊为痹厥"义改。

湿之起也，别之奈何？黄帝曰：常候阙中，薄泽为风，冲浊为痹厥①。此其常也，各以其色言其病。

雷公曰：人不病②卒死，何以知之？黄帝曰：大气入于脏腑者，不病而卒死矣。雷公曰：病小愈而卒死者，何以知之？黄帝曰：赤色出两颧，大如拇指者，病虽小愈，必卒死。黑色出于庭，大如拇指，必不病而卒死。

雷公再拜曰：善哉！其死有期乎？黄帝曰：察色以言其时。雷公曰：善乎！愿卒闻之。黄帝曰：庭者，首面也；阙上者，咽喉也；阙中者，肺也；下极者，心也；直下者，肝也；肝左者，胆也；下者，脾也；方上者，胃也；中央者，大肠也；夹大肠者，肾也；当肾者，脐也；面王以上者，小肠也；面王以下者，膀胱子处也；颧者，肩也；颧后者，臂也；臂下者，手也；目内眦上

---

① 冲浊为痹厥：原作"冲浊为痹，在地为厥"。按上文已云"常候阙中"，则不当再候"地（阁）"，是知"在地为"三字必为衍文，故据删，以与前"厥痹"合。

② 病：此后《千金翼方》卷二十五第一有"而"字，于义较明。

者，膺乳也；夹绳而上者，背也；循牙车以上^①者，股也；中央者，膝也；膝以下者，胫也；当胫以下者，足也；巨分者，股里也；巨屈者，膝髌也。此五脏六腑肢节之部也，各有部分^②。用阴和阳，用阳和阴，当^③明部分，万举万当，能别左右，是谓大道^④，男女异位，故曰阴阳，审察泽夭，谓之良工。

沉浊为内，浮泽为外，黄赤为风^⑤，青黑为痛，白为寒，黄而膏润为脓，赤甚者为血，痛甚为挛，寒甚为皮不仁。五色各见其部，察其浮沉，以知浅深；察其泽夭，以观成败；察其散抟，以知远近；视色上下，以知病处；积神于心，以知往今。故相气不微，不知是非，属意勿去，乃知新故。

---

① 上：原作"下"，据《甲乙经》卷一第十五改。

② 有部分：此后原重"有部分"三字，乃蒙上文误衍，故据删。

③ 当：《甲乙经》卷一第十五作"审"，义胜。

④ 道：《甲乙经》卷一第十五作"通"。按"通"与下"工"字协韵，似是。

⑤ 黄赤为风：本篇上文云："黄赤为热。"此云"风"者似误。

色明不粗，沉夭为甚；不明不泽，其病不甚[①]。其色散驹驹然未有聚，其病散而气痛聚未成也。

肾乘心，心先病，肾为应，色皆如是。男子色在于面王，为小腹痛，下为卵痛，其圆直为茎痛，高为本，下为首，狐疝㿗阴之属也。女子在于面王，为膀胱、子处之病，散为痛，抟为聚，方圆左右，各如其色形。其随而下至唇[②]为淫；有润如膏状，为暴食不洁。左为左，右为右，其色有邪，聚散而不端，面色所指者也。

色者，青黑赤白黄，皆端满有别乡。别乡赤者，其色赤[③]大如榆荚，在面王为不月[④]。其色上锐，首空上向，下锐下向，在左右如法。以五色命脏，青为肝，赤为心，白为肺，黄为脾，黑为肾。

---

① 色明不粗……其病不甚：本篇上文云："其色粗以明者为间，沉夭者为甚。"与此有异。按文义，此二句似当作"色明不粗，其病不甚；不明不泽，沉夭为甚"。

② 唇：原作"胝"，据文义改。

③ 赤：原误作"亦"，据马莳注本、张志聪注本改。《甲乙经》卷一第十五作"亦赤"。

④ 不月：原作"不日"，义晦，故据《甲乙经》卷一第十五改。不月，谓女子月经不来也。

肝合筋，心合脉，肺合皮，脾合肉，肾合骨也。

论勇第五十

黄帝问于少俞曰：有人于此，并行并立，其年之长少等也，衣之厚薄均也，卒然遇烈风暴雨，或病或不病，或皆病，或皆不病，其故何也？少俞曰：帝问何急？黄帝曰：愿尽闻之。少俞曰：春温①风，夏阳风，秋凉风，冬寒风。凡此四时之风者，其所病各不同形。

黄帝曰：四时之风，病人如何？少俞曰：黄色薄皮弱肉者，不胜春之虚风；白色薄皮弱肉者，不胜夏之虚风；青色薄皮弱肉，不胜秋之虚风；赤色薄皮弱肉，不胜冬之虚风也。

黄帝曰：黑色不病乎？少俞曰：黑色而皮厚肉坚，固不伤于四时之风。其皮薄而肉不坚、色不一者，长夏至而有虚风者病矣。其皮厚而肌肉

---

① 温：原作"青"，与下文阳、凉、寒义不合，故据《甲乙经》卷六第五改。

坚者，长夏至而有虚风不病矣。其皮厚而肌肉坚
者，必重感于寒，外内皆然乃病。黄帝曰：善。

黄帝曰：夫人之忍痛与不忍痛者，非勇怯之
分也。夫勇士之不忍痛者，见难则前，见痛则止。
夫怯士之忍痛者，闻难则恐，遇痛不动。夫勇士
之忍痛者，见难不恐，遇痛不动。夫怯士之不忍
痛者，见难与痛，目转面盼，恐不能言，失气惊
悸①，颜色变更②，乍死乍生。余见其然也，不知其
何由，愿闻其故。少俞曰：夫忍痛与不忍痛者，
皮肤之薄厚，肌肉之坚脆缓急之分也，非勇怯之
谓也。

黄帝曰：愿闻勇怯之所由然。少俞曰：勇士
者，目深以固，长衡直扬，三焦理横，其心端直，
其肝大以坚，其胆满以傍，怒则气盛而胸张，肝
举而胆横，眦裂而目扬，毛起而面苍。此勇士之
由然者也。

---

① 悸：原无，据周日本、《类经》卷四第二十一补，以与前后
文合。

② 更：原作"化"，据周日本、《类经》卷四第二十一改。

黄帝曰：愿闻怯士之所由然。少俞曰：怯士者，目大而不减，阴阳相失，其①焦理纵，䯏骬短而小，肝系缓，其胆不满而纵，肠胃挺，胁下空，虽方大怒，气不能满其胸，肝肺虽举②，气衰复下，故不能久怒。此怯士之所由然者也。

黄帝曰：怯士之得酒，怒不避勇士者，何脏使然？少俞曰：酒者，水谷之精，熟谷之液也，其气慓悍，其入于胃中则胃胀，气上逆满于胸中，肝浮胆横。当是之时，固比于勇士，气衰则悔。与勇士同类，不知避之，名曰酒悖也。

背俞第五十一

黄帝问于岐伯曰：愿闻五脏之俞出于背者。岐伯曰：胸中大俞在杼骨之端，肺俞在三椎③之

---

① 其：周日本作"三"，与上文"三焦理横"相对，似是。

② 肝肺虽举：当作"肝胆虽举"，以与上勇士"肝举胆横"为对文。

③ 椎：原作"焦"，据《甲乙经》卷三第八、《太素·气穴》《素问·血气形志》王冰注引《灵枢》改。下文"焦"字同改。

傍①，心俞在五椎之傍，膈俞在七椎之傍②，肝俞在九椎之傍，脾俞在十一椎之傍，肾俞在十四椎之傍，背夹脊相去三寸所，则欲得而验之，按其处，应在中而痛解，乃其俞也。灸之则可，刺之则不可。气盛则泻之，虚则补之。以火补者，毋吹其火，须自灭也。以火泻者，疾吹其火，传其艾，须③其火灭也。

卫气第五十二

黄帝曰：五脏者，所以藏精神魂魄者也。六腑者，所以受水谷而行化物者也。其气内入④于五脏，而外络肢节。其浮气之不循经者为卫气，其精气之行于经者为营气，阴阳相随，外内相贯，

---

① 傍：原作"间"，据《甲乙经》卷三第八、《素问·血气形志篇》王冰注引《灵枢》改。下文"间"字同改。

② 膈俞在七椎之傍：按此不属五脏之俞，疑后世误补。

③ 须：据文义似当作"速"，疑涉上"须自灭"句致误。

④ 入：原脱，据《太素·经脉标本》补。《甲乙经》卷二第四作"循"。

如环之无端，亭亭淳淳乎，孰能穷之。然其分别阴阳，皆有标本虚实所离之处。能别阴阳十二经者，知病之所生；知^①候虚实之所在者，能得病之高下；知六腑^②之气街者，能知解结契绍于门户；能知虚实^③之坚软者，知补泻之所在；能知六经标本者，可以无惑于天下。

岐伯曰：博哉圣帝之论！臣请尽意悉言之。足太阳之本在跟以上五寸中，标在两络命门。命门者，目也。足少阳之本在窍阴之间，标在窗笼之前。窗笼者，耳也。足少阴之本在内踝下上三寸中，标在背俞与舌下两脉也。足厥阴之本在行间上五寸所，标在背俞也。足阳明之本在厉兑，标在人迎颊夹颃颡也。足太阴之本在中封前上四寸之中，标在背俞与舌本也。手太阳之本在外踝之后，标在命门之上一寸也。手少阳之本在小指次指之间上二寸，标在耳后上角、下外眦也。手

---

① 知：原脱，文不顺承，据《太素·经脉标本》补。

② 六腑：《甲乙经》卷二第四作"六经"。

③ 虚实：原作"虚石"，义晦，据《甲乙经》卷二第四、《太素·经脉标本》改。

阳明之本在肘骨中、上至别阳，标在颜下合钳上也。手太阴之本在寸口之中，标在腋内动脉^①也。手少阴之本在锐骨之端，标在背俞也。手心主之本在掌后两筋之间二寸中，标在腋下三寸^②也。凡候此者，下虚则厥，下盛则热，上虚则眩，上盛则热痛。故实^③者绝而止之，虚者引而起之。

请言气街：胸气有街，腹气有街，头气有街，胫气有街。故气在头者，止之于脑。气在胸者，止之膺与背俞。气在腹者，止之背俞与冲脉于脐左右之动脉者。气在胫者，止之于气街与承山、踝上以^④下。取此者用毫针，必先按而在久^⑤应于手，乃刺而予之。所治者，头痛眩仆，腹痛中满暴胀，及有新积。痛可移者，易已也；积不痛，

---

① 脉：原脱，据《甲乙经》卷二第四补。

② 腋下三寸："下"后原重一"下"字，据《甲乙经》卷二第四、《太素·经脉标本》删。

③ 实：原作"石"，音近致误，据《甲乙经》卷二第四、《太素·经脉标本》改。

④ 以：《太素·经脉标本》无此字。

⑤ 在久：《甲乙经》卷二第四作"久存之"。

难已也。

论痛第五十三

黄帝问于少俞曰：筋骨之强弱，肌肉之坚脆，皮肤之厚薄，腠理之疏密，各不同，其于针石火焫之痛何如？肠胃之厚薄、坚脆亦不等，其于毒药何如？愿尽闻之。少俞曰：人之骨强、筋弱①、肉缓、皮肤厚者耐痛，其于针石之痛、火焫亦然。黄帝曰：其耐火焫者，何以知之？少俞答曰：加以黑色而美②骨者，耐火焫。黄帝曰：其不耐针石之痛者，何以知之？少俞曰：坚肉薄皮者，不耐针石之痛，于火焫亦然。

黄帝曰：人之病，或③同时而伤，或易已，或难已，其故何如？少俞曰：同时而伤，其身多热者易已，多寒者难已。黄帝曰：人之胜毒，何

---

① 弱：《甲乙经》卷六第十一作"劲"。

② 美：《甲乙经》卷六第十一作"善"。

③ 或：此字疑涉下文"或易""或难"致衍。

以知之？少俞曰：胃厚、色黑、大骨及^①肥者，
皆胜毒；故其瘦而薄胃^②者，皆不胜毒也。

天年第五十四

　　黄帝问于岐伯曰：愿闻人之始生，何气筑为
基，何立而为楯^③，何失而死，何得而生？岐伯曰：
以母为基，以父为楯，失神者死，得神者生也。
黄帝曰：何者为神？岐伯曰：血气已和，荣卫已
通，五脏已成，神气舍心，魂魄毕具，乃成为人。

　　黄帝曰：人之寿夭各不同，或夭或^④寿，或卒
死，或病久，愿闻其道。岐伯曰：五脏坚固，血
脉和调，肌肉解利，皮肤致密，营卫之行，不失
其常，呼吸微徐，气以度行，六腑化谷，津液布
扬，各如其常，故能久长^⑤。

---

　　①　及：《甲乙经》卷六第十一作"肉"。

　　②　薄胃：据上"胃厚、色黑"文例，疑当作"胃薄"。

　　③　楯（shǔn 吮）：栏杆的横木，引申为护卫。

　　④　或：原脱，据《太素·寿限》补。

　　⑤　久长：原作"长久"，据《太素·寿限》改，以与前韵合。

黄帝曰：人之寿百岁而死，何以致①之？岐伯曰：使道隧以长，基墙②高以方，通调营卫，三部三里起，骨高肉满，百岁乃得终。

黄帝曰：其气之盛衰，以至其死，可得闻乎？岐伯曰：人生十岁，五脏始定，血气已通，其气在下，故好走。二十岁，血气始盛，肌肉方长，故好趋。三十岁，五脏大定，肌肉坚固，血脉盛满，故好步。四十岁，五脏六腑、十二经脉皆大盛以平定，腠理始疏，荣华颓落，发颇③斑白，平盛不摇，故好坐。五十岁，肝气始衰，肝叶始薄，胆汁始减④，目始不明。六十岁，心气始衰，苦忧悲，血气懈惰，故好卧。七十岁，脾气虚，皮肤枯⑤。八十岁，肺气衰，魄离，故言善误。

---

① 致：张志聪注本作"知"，与岐伯答语合，似是。

② 基墙：似当作"墙基"，《类经》张介宾注："墙基者，面部四旁骨骼也。"

③ 颇：《太素·寿限》作"鬓"，义胜。

④ 减：原作"灭"，据《甲乙经》卷六第十二、《太素·寿限》改。

⑤ 皮肤枯：此后《甲乙经》卷六第十二有"故四肢不举"四字。

九十岁，肾气焦，四脏经脉空虚。百岁，五脏皆虚，神气皆去，形骸独居而终矣。

黄帝曰：其不能终寿而死者，何如？岐伯曰：其五脏皆不坚，使道不长，空外以张，喘息暴疾，又卑基墙，薄脉少血，其肉不石①，数中风寒，血气虚，脉不通，真邪相攻，乱而相引，故中寿而尽也。

逆顺第五十五

黄帝问于伯高曰：余闻气有逆顺，脉有盛衰，刺有大约，可得闻乎？伯高曰：气之逆顺者，所以应天地阴阳、四时五行也。脉之盛衰者，所以候血气之虚实有余不足②。刺之大约者，必明知病之可刺，与其未可刺，与其已不可刺也。

黄帝曰：候之奈何？伯高曰：《兵法》曰：无

---

① 石：《太素·寿限》作"实"。

② 足：此后张志聪注本有"也"字。《灵枢校勘记》顾观光云："也字当补。"

迎逢逢之气，无击堂堂之阵。《刺法》曰：无刺熇熇①之热，无刺漉漉之汗，无刺浑浑之脉，无刺病与脉相逆者。

黄帝曰：候其可刺奈何？伯高曰：上工刺其未生者也，其次刺其未盛②者也，其次刺其已衰者也。下工刺其方袭者也，与其形之盛者也，与其病之与脉相逆者也。故曰：方其盛也，勿敢毁伤，刺其已衰，事必大昌。故曰：上工治未病，不治已病。此之谓也。

五味第五十六

黄帝曰：愿闻谷气有五味，其入五脏，分别奈何？伯高曰：胃者，五脏六腑之海也，水谷皆入于胃，五脏六腑皆禀气于胃。五味各走其所喜：谷味酸，先走肝；谷味苦，先走心；谷味甘，先走脾；谷味辛，先走肺；谷味咸，先走肾。谷气

---

① 熇熇（hè hè 贺贺）：热盛貌。

② 盛：《甲乙经》卷五第一上作"成"。

津液已行，营卫大通，乃化糟粕，以次传下。

黄帝曰：营卫之行奈何？伯高曰：谷始入于胃，其精微者，先出于胃之两焦，以溉五脏，别出两行营卫之道。其大气之抟而不行者，积于胸中，命曰气海，出于肺，循喉咽[1]，故呼则出，吸则入。天地之精气，其大数常出三入一，故谷不入，半日则气衰，一日则气少矣。

黄帝曰：谷之五味，可得闻乎？伯高曰：请尽言之。五谷：秔米[2]甘，麻酸，大豆咸，麦苦，黄黍辛。五果：枣甘，李酸，栗咸，杏苦，桃辛。五畜：牛甘，犬酸，猪咸，羊苦，鸡辛。五菜：葵甘，韭酸，藿咸，薤苦，葱辛。

五色：黄色宜甘，青色宜酸，黑色宜咸，赤色宜苦，白色宜辛。凡此五者，各有所宜。所言五宜[3]者，脾病者，宜食秔米饭、牛肉、枣、葵；

---

① 喉咽：《甲乙经》卷六第九、《太素·调食》均作"喉咙"。

② 秔（jīng 京）米：《甲乙经》卷六第九、《太素·调食》均作"粳米"。按"秔米"即"粳米"。

③ 所言五宜：原作"五宜所言五色"，据《太素·调食》改，以与上下文义合。

心病者，宜食麦、羊肉、杏、薤；肾病者，宜食大豆黄卷①、猪肉、栗、藿；肝病者，宜食麻、犬肉、李、韭；肺病者，宜食黄黍、鸡肉、桃、葱。

五禁：肝病禁辛，心病禁咸，脾病禁酸，肾病禁甘，肺病禁苦②。

肝色青，宜食甘，秔米饭、牛肉、枣、葵皆甘；心色赤，宜食酸，犬③肉、麻、李、韭皆酸；脾色黄，宜食咸，大豆、豕肉、栗、藿皆咸；肺色白，宜食苦，麦、羊肉、杏、薤皆苦；肾色黑，宜食辛，黄黍、鸡肉、桃、葱皆辛。

---

① 黄卷：《甲乙经》卷六第九无此二字。

② 肾病禁甘，肺病禁苦：《甲乙经》卷六第九此二句互倒。按以五行相生之次，则《甲乙经》为是。

③ 犬：原作"大"，形近致误，据《太素·调食》改。

卷之九

水胀第五十七

　　黄帝问于岐伯曰：水与肤胀、鼓胀、肠覃[1]、石瘕、石水[2]，何以别之？岐伯答曰：水始起也，目窠上微肿，如新卧起之状，其颈脉动，时咳，阴股间寒，足胫肿[3]，腹乃大，其水已成矣。以手按其腹，随手而起，如裹水之状，此其候也。

　　黄帝曰：肤胀何以候之？岐伯曰：肤胀者，寒气客于皮肤之间，鼛鼛[4]然不坚，腹大，身尽

---

　　① 肠覃（xùn训）：覃，通"蕈"，《玉篇》："蕈，地菌也。"

　　② 石水：《甲乙经》卷八第四无，《太素·胀论》有此二字，杨上善注："石水一种，缺而不解也。"疑后脱释文。

　　③ 肿：原作"瘴"，按"瘴"与"肿"古通，今据《甲乙经》卷八第四及道藏本、马莳注本改，以与本篇后文字合。

　　④ 鼛鼛（kōng kōng 空空）：《甲乙经》卷八第四、《太素·胀论》均作"壳壳"。按鼛鼛，鼓声。

肿，皮厚，按其腹窅①而不起，腹色不变，此其候也。

鼓胀何如？岐伯曰：腹胀，身皆大，大与肤胀等也，色苍黄，腹筋起，此其候也。

肠覃何如？岐伯曰：寒气客于肠外，与卫气②相抟，气不得荣，因有所系，癖③而内著，恶气乃起，瘜肉乃生。其始生也，大如鸡卵，稍以益大，至其成如怀子之状，久者离岁，按之则坚，推之则移，月事以时下，此其候也。

石瘕何如？岐伯曰：石瘕生于胞中，寒气客于子门，子门闭塞，气不得通，恶血当泻不泻，衃以留止，日以益大，状如怀子，月事不以时下。皆生于女子，可导而下。

黄帝曰：肤胀、鼓胀可刺邪？岐伯曰：先泻

---

① 窅（yǎo 咬）:《甲乙经》卷八第四作"陷"。窅，深陷也。
② 卫气:《千金方》卷二十一第四作"胃气"，义胜。
③ 癖:《甲乙经》卷八第四、《太素·胀论》并作"瘕"。

其胀之血络，后调其经，刺去其血络也①。

贼风第五十八

　　黄帝曰：夫子言贼风邪气之伤人也，令人病焉，今有其不离屏蔽，不出室穴②之中，卒然病者，非不离贼风邪气，其故何也？岐伯曰：此皆尝有所伤于湿气，藏于血脉之中，分肉之间，久留而不去；若有所堕坠，恶血在内而不去。卒然喜怒不节，饮食不适，寒温不时，腠理闭而不通。其开而遇风寒，则血气凝结，与故邪相袭，则为寒痹。其有热则汗出，汗出则受风，虽不遇贼风邪气，必有因加而发焉。

　　黄帝曰：今夫子之所言者，皆病人之所自知

----

　　① 刺去其血络也：《甲乙经》卷八第四、《太素·胀论》"刺"上均有"亦"字，"络"均作"脉"。按此前已言"泻血络"，则不当重出，故本句似当作"亦刺其血脉也"。

　　② 室穴：原作"空穴"，据《甲乙经》卷六第五、《太素·诸风杂论》及张志聪注本改。

也，其毋所遇邪气，又毋怵惕之①志，卒然而病者，其故何也？唯有因鬼神之事乎？岐伯曰：此亦有故邪留而未发，因而志有所恶，及有所慕，血气内乱，两气相抟。其所从来者微，视之不见，听而不闻，故似鬼神。

黄帝曰：其祝②而已者，其故何也？岐伯曰：先巫者，因知百病之胜，先知其病之所从生者，可祝③而已也。

卫气失常第五十九

黄帝曰：卫气之留于腹中，稸④积不行，苑

---

① 之：此后原衍"所"字，据《甲乙经》卷六第五、《太素·诸风杂论》删。

② 其祝：《甲乙经》卷六第五作"其有祝由"。按"祝"即"祝由"。

③ 祝：此后《甲乙经》卷六第五有"由"字。

④ 稸（xù 畜）：原作"搐"，据马莳注本、张志聪注本改。《甲乙经》卷九第四作"畜"。

蕴^①不得常所，使人支胁，胃中满，喘呼逆息者，何以去之？伯高曰：其气积于胸中者，上取之；积于腹中者，下取之；上下皆满者，傍取之。

黄帝曰：取之奈何？伯高对曰：积于上^②，泻人迎、天突、喉中；积于下者，泻三里与气街；上下皆满者，上下取之，与季胁之下一寸，重者鸡足取之。诊视其脉大而弦急，及绝不至者，及腹皮急甚者，不可刺也。黄帝曰：善。

黄帝问于伯高曰：何以知皮肉、气血、筋骨之病也？伯高曰：色起两眉^③薄泽者，病在皮。唇色青黄赤白黑者，病在肌肉。营气濡然者，病在血气。目色青黄赤白黑者，病在筋。耳焦枯受尘垢^④，病在骨。

---

① 苑蕴：马莳注本、张志聪注本"苑"均作"菀"。按：二字互通。苑蕴，即郁滞、蕴结。

② 上：此后《甲乙经》卷九第四有"者"字，与后"积于下者"为对文，似是。

③ 眉：此后《甲乙经》卷六第六有"间"字，于义较明。

④ 垢：此后《甲乙经》卷六第六有"者"字，与前文句一致，为是。

黄帝曰：病形何如①？取之奈何？伯高曰：夫百病变化，不可胜数，然皮有部，肉有柱，血气有腧，筋有结②，骨有属。黄帝曰：愿闻其故。伯高曰：皮之部，腧于四末③。肉之柱，在臂胫诸阳分肉之间与足少阴分间。血气之腧，腧于诸络，气血留居，则盛而起。筋部无阴无阳，无左无右，候病所在。骨之属者，骨空之所以受液④而益脑髓者也。

黄帝曰：取之奈何？伯高曰：夫病变化，浮沉深浅不可胜穷，各在其处⑤。病间者浅之，甚者

---

① 病形何如：《千金翼方》卷二十五第一作"病状如是"，义胜。

② 筋有结：此三字原脱。按下文有"筋部无阴无阳"等句，与"筋有结"正相呼应，故据《千金翼方》卷二十五第一补。

③ 腧于四末：《甲乙经》卷六第六作"俞在于四末"，于义较明。

④ 液：原作"益"，据《甲乙经》卷六第六改。

⑤ 黄帝曰……各在其处：《千金翼方》卷二十五第一作"若取之者，必须候病为甚者也。"按数句与上文义重，不当复出，应以《千金翼方》为是。

深之，间者少①之，甚者众之，随变而调气，故曰上工。

黄帝问于伯高②曰：人之肥瘦大小寒温，有老壮少小，别之奈何？伯高对曰：人年五十已上为老，二十已上③为壮，十八已上为少，六岁已上为小。

黄帝曰：何以度知其肥瘦？伯高曰：人有脂④、有膏、有肉。黄帝曰：别此奈何？伯高曰：䐃肉⑤坚，皮满者脂。䐃肉不坚，皮缓者膏。皮肉不相离者肉。

黄帝曰：身之寒温何如？伯高曰：膏者其肉淖而粗理者身寒，细理者身热。脂者其肉坚，细

---

①　少：原作"小"，据《甲乙经》卷六第六改，以与下"众"字为对。

②　伯高：原作"岐伯"，据上下文义改。

③　二十已上：《甲乙经》卷六第六作"三十已上"。

④　脂：原作"肥"，《甲乙经》卷六第六作"脂"，本篇后文亦言"脂"，为是，故据改。本节下文"皮满者肥"同改为"脂"。

⑤　䐃肉：原作"脑肉"，原校云："一本云䐃肉。"《甲乙经》卷六第六同校语，为是，据改。本节下文"脑肉不坚"同改为"䐃肉"。

理者热，粗理者寒。

黄帝曰：其肥瘦大小奈何？伯高曰：膏者多气而皮纵缓，故能纵腹垂腴①。肉者身体容大。脂者其身收小。

黄帝曰：三者之气血多少何如？伯高曰：膏者多气，多气者热，热者耐寒。肉者多血②，则充形，充形则平。脂者其血清，气滑少，故不能大。此别于众人者也。

黄帝曰：众人奈何？伯高曰：众人皮肉脂膏不能相加也，血与气不能相多，故其形不小不大，各自称其身，命曰众人。

黄帝曰：善。治之奈何？伯高曰：必先别其三形，血之多少，气之清浊，而后调之，治无失常经。是故膏人者③，纵腹垂腴；肉人者，上下容

---

① 垂腴（yú于）：腹部肥肉下垂。《说文·肉部》："腴，腹下肥也。"

② 多血：此后《甲乙经》卷六第六重"多血者"三字，与上文"多气"句式一致，似是。

③ 者：原脱，据《甲乙经》卷六第六补，以与下文例一致。

大；脂人者，虽脂不能大[1]。

玉版第六十

黄帝曰：余以小针为细物也，夫子乃言上合之于天，下合之于地，中合之于人，余以为过针之意矣，愿闻其故。岐伯曰：何物大于针者[2]乎？夫大于针者，惟五兵者焉。五兵者，死之备也，非生之具[3]。且夫人者，天地之镇也，其[4]可不参乎？夫治民者，亦唯针焉。夫针之与五兵，其孰小乎？

黄帝曰：病之生时，有喜怒不测，饮食不节，阴气不足，阳气有余，营气不行，乃发为痈疽。

---

① 大：此后原衍"者"字，据《甲乙经》卷六第六删。

② 针者：原作"天"，据《太素·痈疽逆顺刺》改。以与后文义合。

③ 具：《太素·痈疽逆顺刺》作"备也"。

④ 其：此后原衍"不"字，义悖，据《太素·痈疽逆顺刺》删。

阴阳不通，两①热相抟，乃化为脓，小针能取之乎？岐伯曰：圣人不能使化者，为之邪不可留也。故两军相当，旗帜相望，白刃陈于中野者，此非一日之谋也。能使其民令行禁止，士②卒无白刃之难者，非一日之教也，须臾之得也③。夫至使身被痈疽之病，脓血之聚者，不亦离道远乎！夫痈疽之生，脓血之成也，不从天下，不从地出，积微之所生也。故圣人自④治于未有形也，愚者遭其已成也。

黄帝曰：其已形，不予遭，脓已成，不予见，为之奈何？岐伯曰：脓已成，十死一生，故圣人弗使已成，而明为良方，著之竹帛，使能者踵而传之后世，无有终时者，为其不予遭也。

---

① 两：《甲乙经》卷十一第九下作"而"，义胜。

② 士：《太素·痈疽逆顺刺》无此字，似是。

③ 须臾之得也：《太素·痈疽逆顺刺》作"须久之方得也"，义胜。

④ 自：《太素·痈疽逆顺刺》作"之"。按文义似当作"知"。

黄帝曰：其已有脓血而后遭乎[①]？不导之以小针治乎？岐伯曰：以小治小者其功小，以大治大者多害[②]，故其已成脓血者，其唯砭石铍锋之所取也。

黄帝曰：多害者其不可全乎？岐伯曰：其在逆顺焉。黄帝曰：愿闻逆顺。岐伯曰：以为伤者，其白眼青黑，眼小，是一逆也；内药而呕者[③]，是二逆也；腹痛渴甚，是三逆也；肩项中不便，是四逆也；音嘶色脱，是五逆也。除此五者为顺矣。

黄帝曰：诸病皆有逆顺，可得闻乎？岐伯曰：腹胀，身热，脉小[④]，是一逆也；腹鸣而满，四肢清，泄，其脉大，是二逆也；衄而不止，脉大，是三逆也；咳且溲血脱形，其脉小劲，是四逆也；

---

① 其已有脓血而后遭乎：《甲乙经》卷十一第九下"已"后有"成"字，无"而后遭乎"四字，与后文相贯，义胜。

② 多害：《甲乙经》卷十一第九下作"其功大"，此后有"以小治大者多害大"八字。《甲乙经》文义甚明，疑本经有脱误。

③ 者：《甲乙经》卷十一第九下、《太素·痈疽逆顺刺》均无，疑衍。

④ 小：原作"大"，《甲乙经》卷四第一下校云："一作小。"按腹胀、身热，脉大则顺，脉小则逆，故据改。

咳，脱形身热，脉小以疾，是谓五逆也。如是者，
不过十五日而死矣。

其腹大胀，四末清，脱形，泄甚，是一逆也；
腹胀便血，其脉大时绝，是二逆也；咳溲血，形
肉脱，脉搏，是三逆也；呕血，胸满引背，脉小
而疾，是四逆也；咳呕腹胀，且飧泄，其脉绝，
是五逆也。如是者，不及一时而死矣。工不察此
者而刺之，是谓逆治。

黄帝曰：夫子之言针甚骏，以配天地，上数
天文，下度地纪，内别五脏，外次六腑，经脉
二十八会，尽有周纪，能杀生人，不能起死者，
子能反之乎？岐伯曰：能杀生人，不能起死者也。
黄帝曰：余闻之则为不仁，然愿闻其道，弗行于
人。岐伯曰：是明道也，其必然也，其如刀剑之
可以杀人，如饮酒使人醉也，虽勿诊，犹可知矣。

黄帝曰：愿卒闻之。岐伯曰：人之所受气者，
谷也。谷之所注者，胃也。胃者，水谷气血之海
也。海之所行云气者，天下也。胃之所出气血者，

经隧也。经隧者，五脏六腑之大络①也，迎而夺之而已矣。黄帝曰：上下有数乎？岐伯曰：迎之五里，中道而止，五至而已，五往而脏之气尽矣，故五五二十五而竭其输矣，此所谓夺其天气者也，非能绝其命而倾其寿者也。黄帝曰：愿卒闻之。岐伯曰：窥门而刺之者，死于家中；入门而刺之者，死于堂上。黄帝曰：善乎方，明哉道，请著之玉版，以为重宝，传之后世，以为刺禁，令民勿敢犯也。

五禁第六十一

黄帝问于岐伯曰：余闻刺有五禁②。岐伯曰：禁其不可刺也。黄帝曰：余闻刺有五夺。岐伯曰：无泻其不可夺者也。黄帝曰：余闻刺有五过③。岐伯曰：补泻无过其度。黄帝曰：余闻刺有五逆。

---

① 络：据文义似当作"脉"。盖经隧为大经脉，非络也。

② 五禁：此后原衍"何谓五禁"四字，与后文例不合，且下节黄帝有此问语，亦不当重出于此，故删。

③ 五过：按本篇后文无释，疑脱。《素问》有"疏五过论"。

岐伯曰：病与脉相逆，命曰五逆。黄帝曰：余闻刺有九宜。岐伯曰：明知九针之论，是谓九宜。

黄帝曰：何谓五禁？愿闻其不可刺之时。岐伯曰：甲乙日自乘，无刺头，无发蒙于耳内。丙丁日自乘，无振埃于肩喉廉泉。戊己日自乘四季，无刺腹去爪泻水。庚辛日自乘，无刺关节于股膝。壬癸日自乘，无刺足胫。是谓五禁。

黄帝曰：何谓五夺？岐伯曰：形肉已夺，是一夺也；大夺血之后，是二夺也；大汗出之后，是三夺也；大泄之后，是四夺也；新产及大血之后，是五夺也。此皆不可泻。

黄帝曰：何谓五逆？岐伯曰：热病脉静，汗已出，脉盛躁，是一逆也；病泄，脉洪大，是二逆也；著痹不移，䐃肉破，身热，脉偏绝，是三逆也；淫而夺形，身热，色夭然白，及后下血衃，血衃①笃重，是谓四逆也；寒热夺形，脉坚搏，是谓五逆也。

---

① 血衃：《甲乙经》卷五第一下无此二字，疑衍。

动输第六十二

黄帝曰：经脉十二，而手太阴、足少阴、阳明独动不休，何也？岐伯曰：是①明胃脉也。胃为五脏六腑之海，其清气上注于肺，肺气从太阴而行之，其行也，以息往来，故人一呼脉再动，一吸脉亦再动，呼吸不已，故动而不止。

黄帝曰：气之过于寸口也，上十焉息，下八焉伏②？何道从还？不知其极。岐伯曰：气之离脏也，卒然如弓弩之发，如水之下岸，上于鱼以反衰，其余气衰散以逆上，故其行微。

黄帝曰：足之阳明何因而动？岐伯曰：胃气上注于肺，其悍气上冲头者，循咽，上走空窍，循眼系，入络脑，出顑，下客主人，循牙车，合阳明，并下人迎，此胃气别走于阳明者也。故阴

---

① 是：《甲乙经》卷二第一下、《太素·脉行同异》均作"足阳"。

② 上十焉息，下八焉伏：《甲乙经》卷二第一下作"上出焉息，下出焉伏"，《太素·脉行同异》作"上焉息，下焉伏"。

阳上下，其动也若一。故阳病而阳脉小者为逆，阴病而阴脉大者为逆。故阴阳俱静俱动若引绳，相倾者病。

黄帝曰：足少阴何因而动？岐伯曰：冲脉者，十二经之海也，与少阴之大络起于肾下，出于气街，循阴股内廉，邪①入腘中，循胫骨内廉，并少阴之经，下入内踝之后，入足下；其别者，邪入踝，出属跗上，入大指之间，注诸络，以温足胫②。此脉之常动者也。

黄帝曰：营卫之行也，上下相贯，如环之无端，今有其卒然遇邪气，及逢大寒，手足懈惰，其脉阴阳之道，相输之会，行相失也，气何由还？岐伯曰：夫四末阴阳之会者，此气之大络也。四街者，气之径路③也。故络绝则径④通，四末解则气从合，相输如环。黄帝曰：善。此所谓如环

---

① 邪：《甲乙经》卷二第一下作"斜"。按"邪"通"斜"。

② 足胫：《甲乙经》卷二第一下作"足跗"。

③ 路：《甲乙经》卷二第一下、《太素·脉行同异》均无此字。

④ 径：《甲乙经》卷二第一下、《太素·脉行同异》并作"经"。

无端，莫知其纪，终而复始，此之谓也。

五味论第六十三

黄帝问于少俞曰：五味入于口也，各有所走，各有所病。酸走筋，多食之令人癃；咸走血，多食之令人渴；辛走气，多食之令人洞心；苦走骨，多食之令人变呕；甘走肉，多食之令人悗心。余知其然也，不知其何由，愿闻其故。

少俞答曰：酸入于胃，其气涩以收，上之两焦，弗能出入也，不出即留于胃中，胃中和温，则下注膀胱，膀胱之胞薄以懦①，得酸则缩绻②，约而不通，水道不行，故癃。阴者，积筋之所终也，故酸入③而走筋矣。

黄帝曰：咸走血，多食之令人渴，何也？少

---

① 懦：《太素·调食》作"濡"，《甲乙经》卷六第九作"㹠"。按懦，软弱也。濡、㹠，软也。其义可通。

② 绻（quǎn 犬）：《太素·调食》作"卷"。

③ 入：此后《甲乙经》卷六第九有"胃"字。以下各节末句同。

俞曰：咸入于胃，其气上走中焦，注于脉，则血气走之，血与咸相得则凝，凝则胃中汁注之，注之则胃中竭，竭则咽路焦，故舌本干而善渴。血脉者，中焦之道也，故咸入而走血矣。

黄帝曰：辛走气，多食之令人洞心，何也？少俞曰：辛入于胃，其气走于上焦，上焦者，受气而营诸阳者也，姜韭之气熏之，营卫之气不时受之，久留心下，故洞心。辛与气俱行，故辛入而与汗俱出。

黄帝曰：苦走骨，多食之令人变呕，何也？少俞曰：苦入于胃，五谷之气皆不能胜苦，苦入下脘，三焦之道皆闭而不通，故变呕。齿者，骨之所终①也，故苦入而走骨，故入而复出②，知其走骨也。

---

① 骨之所终：骨，原误作"胃"，据《甲乙经》卷六第九、《太素·调食》改。又，"终"《甲乙经》作"络"。齿为骨之余，故骨终尽于此。

② 复出：此后《甲乙经》卷六第九有"必龋疏"三字，《千金方》卷二十六第一序论作"齿必龋疏"。按"齿必龋疏"与前"齿者，骨之所终"文义相贯，为是，疑本经有脱文。

黄帝曰：甘走肉，多食之令人悗心，何也？少俞曰：甘入于胃，其气弱小①，不能上至于上焦，而与谷留于胃中，甘者②令人柔润者也，胃柔则缓，缓则虫动，虫动则令人悗心。其气外通于肉，故甘走肉。

阴阳二十五人第六十四

黄帝曰：余闻阴阳之人何如？伯高曰：天地之间，六合之内，不离于五，人亦应之。故五五二十五人之形③，而阴阳之人不与焉，其态又不合于众者五，余已知之矣。愿闻二十五人之形，血气之所生，别而以候，从外知内何如？岐伯曰：悉乎哉问也！此先师之秘也，虽伯高犹不

---

① 小：《甲乙经》卷六第九、《太素·调食》均作"少"。

② 甘者：原脱"甘"字，"者"连上句读，今据《甲乙经》卷六第九、《太素·调食》补"甘"字。

③ 形：原作"政"，据《甲乙经》卷一第十六改，以与下问语一致。

能明之也。黄帝避席遵循①而却曰：余闻之，得其人弗教，是谓重失，得而泄之，天将厌之。余愿得而明之，金柜藏之，不敢扬之。岐伯曰：先立五形金木水火土，别其五色，异其五形之人②，而二十五人具矣。黄帝曰：愿卒闻之。岐伯曰：慎之慎之，臣请言之。

木形之人，比于上角，似于苍帝。其为人苍色，小头长面，大肩背，直身，小手足，有才，好③劳心，少力，多忧劳于事。能④春夏不能秋冬，秋冬⑤感而病生，足厥阴佗佗然。大角之人，比于

---

① 遵循：钱熙祚守山阁本校云："遵循盖即逡巡，以声近通用。"逡巡，谦退恭敬貌。

② 五形之人：《甲乙经》卷一第十六作"五声"，似是。

③ 好：原误倒于"有才"之前，义未妥，据《千金方》卷十一第一移此。

④ 能（nài 奈）：《千金方》卷十一第一作"耐"。按"能"通"耐"。

⑤ 秋冬：此二字原脱，据《千金方》卷十一第一补，以与后各节文例合。

左足少阳，少阳之上遗遗①然。左角②之人，比于右足少阳，少阳之下随随然。钛角之人，比于右足少阳，少阳之上推推然。判角之人，比于左足少阳，少阳之下栝栝③然。

火形之人，比于上徵，似于赤帝。其为人赤色，广䏖④，锐面小头，好肩背髀腹，小手足，行安地，疾⑤行摇肩，背肉满，有气轻财，少信多虑，见事明，好颜，急心，不寿暴死。能春夏不能秋冬，秋冬感而病生，手少阴核核⑥然。质徵之

①　遗遗（wèi wèi 位位）：犹逶逶，指身体线条曲折优美。

②　左角：原校云："一曰少角。"《甲乙经》卷一第十六作"右角"。

③　栝栝（guā guā 瓜瓜）：张志聪注："栝栝，正直之态，如本体之挺直也。"

④　广䏖（yǐn 引）：周曰本"䏖"作"䏖"。按䏖、䏖，均为"龈"同音通假字。

⑤　疾：此后原衍"心"字，据《千金》卷十一第一删。

⑥　核核：《甲乙经》卷一第十六作"窈窈"。按"核"疑当为"骇"字之误。

人[1]，比于左手太阳，太阳之上肌肌[2]然。少徵之人，比于右手太阳，太阳之下慆慆然。右徵之人，比于右手太阳，太阳之上鲛鲛然[3]。质判[4]之人，比于左手太阳，太阳之下支支颐颐然。

土形之人，比于上宫，似于上古黄帝。其为人黄色，圆面大头，美肩背，大腹，美股胫，小手足[5]，多肉，上下相称，行安地，举足浮[6]，安心，好利人，不喜权势，善附人也。能秋冬不能春夏，春夏感而病生，足太阴敦敦然。大宫之人，比于左足

---

① 质徵之人：原校云："一曰质之人，一曰大徵。"《甲乙经》卷一第十六作"太徵之人"。

② 肌肌：义晦，疑当作"朓朓"。《玉篇·月部》："朓，月光微也。"形容此类型的人光明磊落，犹火之性也。

③ 鲛鲛（jiāo jiāo 交交）然：原校云："一曰熊熊然。"马莳注："鲛鲛者，踊跃之义也。"指易于躁动不安。

④ 质判：原校云："一曰质徵。"《甲乙经》卷一第十六作"判徵"。

⑤ 小手足：小，疑"大"之误。大手足始与"大头""大腹"相称。

⑥ 举足浮：浮，通"孚"。孚，诚信，踏实。举足浮，谓行步坚实。

阳明，阳明之上婉婉然。加宫之人①，比于左足阳明，阳明之下坎坎然。少宫之人，比于右足阳明，阳明之上枢枢然。左宫之人②，比于右足阳明，阳明之下兀兀然。

金形之人，比于上商，似于白帝。其为人白色，方面③小头，小肩背，小腹，小手足，如骨发踵外，骨轻，身清廉，急心，静悍，善为吏。能秋冬不能春夏，春夏感而病生，手太阴敦敦然。鈦商之人，比于左手阳明，阳明之上廉廉然。右商之人，比于左手阳明，阳明之下脱脱然。左商④之人，比于右手阳明，阳明之上监监然。少商之人，比于右手阳明，阳明之下严严然。

水形之人，比于上羽，似于黑帝。其为人黑

---

① 加宫之人：原校云："一曰众之人。"加宫，疑当作"左宫"。

② 左宫之人：原校云："一曰众之人，一曰阳明之上。"张介宾云："详此义，当是右宫之人，故属于右足阳明之下。"

③ 方面：此二字原误倒于上文"白色"之前，考其他四形之人文例，均先言色，再言面，故将二字移此。

④ 左商：原作"大商"，据《甲乙经》卷一第十六及周日本、张志聪注本改。

色，面不平大头，廉颐①，小肩，大腹，动手足，发行摇身，下尻长，背延延然，不敬畏，善欺绐人，戮死。能秋冬不能春夏，春夏感而病生，足少阴汗汗然②。

大羽之人，比于右足太阳，太阳之上颓颓然。少羽之人，比于左足太阳，太阳之下纡纡然。众之为人，比于右足太阳，太阳之下洁洁然。桎之为人，比于左足太阳，太阳之上安安然。是故五形之人二十五变者，众之所以相欺者是也。

黄帝曰：得其形，不得其色，何如？岐伯曰：形胜色，色胜形者，至其胜时年加，感则病行，失则忧矣。形色相得者，富贵大乐。

黄帝曰：其形色相胜之时，年加可知乎？

---

① 廉颐：《甲乙经》卷一第十六、《千金方》卷十九第一均作"广颐"。按：廉，方正貌。廉颐，谓腮部宽大广正。

② 汗汗然：《甲乙经》卷一第十六、《千金方》卷十九第一并作"污污然"。张志聪注："汗汗然者，卑下之态，如川泽之纳污也。"

岐伯曰：凡年忌下上之人①，大忌常加九岁②。七岁，十六岁，二十五岁，三十四岁，四十三岁，五十二岁，六十一岁，皆人之大忌，不可不自安也，感则病行，失则忧矣。当此之时，无为奸事，是谓年忌。

黄帝曰：夫子之言，脉之上下，血气之候，以知形气奈何？岐伯曰：足阳明之上，血气盛则髯③美长；血少气多④则髯短；故气少血多⑤则髯少；血气皆少则无髯，两吻多画。足阳明之下，血气盛则下毛美长至胸；血多气少则下毛美短至脐，行则善高举足，足指少肉，足善寒；血少气多则肉而善瘃⑥；血气皆少则无毛，有则稀枯悴，善痿厥足痹。

────────

① 凡年忌下上之人：《甲乙经》卷一第十六作"凡人之"，连下读。

② 九岁：此二字原无，据《甲乙经》卷一第十六补。

③ 髯：《甲乙经》卷一第十六作"须"。下同。

④ 血少气多：《甲乙经》卷一第十六作"血多气少"。

⑤ 故气少血多：《甲乙经》卷一第十六无"故"字，"气少血多"作"气多血少"。

⑥ 瘃（zhú 竹）：冻疮。

足少阳之上，气血盛则通髯美长；血多气少则通髯美短；血少气多则少髯；血气皆少则无髯 [1]，感于寒湿则善痹，骨痛爪枯也。足少阳之下，血气盛则胫毛美长，外踝肥；血多气少则胫毛美短，外踝皮坚而厚；血少气多则腨毛少，外踝皮薄而软；血气皆少则无毛，外踝瘦无肉。

足太阳之上，血气盛则美眉，眉有毫毛；血多气少则恶眉，面多小 [2] 理；血少气多则面多肉；血气和则美色。足太阳 [3] 之下，血气盛则跟肉满，踵坚；气少血多则瘦，跟空；血气皆少则喜转筋，踵下痛。

手阳明之上，血气盛则髭美；血少气多则髭恶；血气皆少则无髭。手阳明之下，血气盛则腋下毛美，手鱼肉以温；气血皆少则手瘦以寒。

手少阳之上，血气盛则眉美以长，耳色美；血气皆少则耳焦恶色。手少阳之下，血气盛则手

① 髯：原作"须"，据《甲乙经》卷一第十六改。
② 小：原作"少"，据《甲乙经》卷一第十六改。
③ 太阳：原误作"太阴"，据《甲乙经》卷一第十六及马莳注本、张志聪注本改。

卷多肉以温；血气皆少则寒以瘦；气少血多则瘦以多脉。

手太阳之上，血气盛则有多须，面多肉以平；血气皆少则面瘦恶色。手太阳之下，血气盛则掌肉充满；血气皆少则掌瘦以寒。

黄帝曰：二十五人者，刺之有约乎？岐伯曰：美眉者，足太阳之脉气血多；恶眉者，血气少；其肥而泽者，血气有余；肥而不泽者，气有余，血不足；瘦而无泽者，气血俱不足。审察其形气有余、不足而调之，可以知逆顺矣。

黄帝曰：刺其诸阴阳奈何？岐伯曰：按其寸口、人迎，以调阴阳。切循其经络之凝涩，结而不通者，此于身皆为痛痹，甚则不行，故凝涩。凝涩者，致气以温之，血和乃止。其结络者，脉结血不和①，决之乃行。故曰：气有余于上者，导而下之；气不足于上者，推而往②之；其稽留不至

---

① 和：《甲乙经》卷一第十六及周日本、张志聪注本均作"行"。

② 往：原误作"休"，据《甲乙经》卷一第十六改。又本经《官能》云："上气不足，推而扬之。"亦可参。

者，因而迎之，必明于经隧，乃能持之。寒与热争者，导而行之；其宛陈血不结[1]者，则而予之[2]。必先明知二十五人，则血气之所在，左右上下，刺约毕也。

---

[1] 不结：疑"不"字衍。

[2] 则而予之：《甲乙经》卷一第十六作"即而取之"，义胜。"则而予之"者，谓根据规则灵活处理。

卷之十

五音五味第六十五

右徵与少徵，调^①右手太阳上。左商与左徵，调左手阳明上。少徵与大宫，调左手阳明上。右角与大角，调右足少阳下。大徵与少徵，调左手太阳上。众羽与少羽，调右足太阳下。少商与右商，调右手太阳下。桎羽与众羽，调右足太阳下。少宫与大宫，调右足阳明下。判角与少角，调右足少阳下。钛商与上商，调右足阳明下。钛商与上角，调左足太阳下。

上徵与右徵同，谷麦，畜羊，果杏，手少阴，脏心，色赤，味苦，时夏。上羽与大羽同，谷大豆，畜彘，果栗，足少阴，脏肾，色黑，味咸，

---

① 调：《类经》卷四第三十二"调"字连上读，作音调之调（diào）解，与马莳注本、张志聪注本异。

时冬。上宫与大宫同，谷稷，畜牛，果枣，足太阴，脏脾，色黄，味甘，时季夏。上商与右商同，谷黍，畜鸡，果桃，手太阴，脏肺，色白，味辛，时秋。上角与大角同，谷麻，畜犬，果李，足厥阴，脏肝，色青，味酸，时春。

大宫与上角同，右足阳明上。左角与大角同，左足阳明上。少羽与大羽同，右足太阳下。左商与右商同，左手阳明上。加宫与大宫同，左足少阳上。质判与大宫同，左手太阳下。判角与大角同，左足少阳下。大羽与大角同，右足太阳上。大角与大宫同，右足少阳上。

右徵、少徵、质徵、上徵、判徵。右角、钛角、上角、大角、判角。右商、少商、钛商、上商、左商。少宫、上宫、大宫、加宫、左角①宫。众羽、桎羽、上羽、大羽、少羽。

黄帝曰：妇人无须者，无血气乎？岐伯曰：冲脉、任脉皆起于胞中，上循背②里，为经络之

---

① 角：马莳注本无此字，疑衍。

② 背：《甲乙经》卷二第二、《太素·任脉》均作"脊"。

海。其浮而外者，循腹^①上行，会于咽喉，别而络唇口。血气盛则充肤热肉^②，血独盛则澹渗^③皮肤，生毫毛。今妇人之生，有余于气，不足于血，以其数脱血也^④，冲任之脉不荣口唇，故须不生焉。

黄帝曰：士人有伤于阴，阴气^⑤绝而不起，阴不用，然其须不去，其故何也？宦者独去何也？愿闻其故。岐伯曰：宦者去其宗筋，伤其冲脉，血泻不复，皮肤内结，唇口不荣，故须不生。

黄帝曰：其有天宦者，未尝被伤，不脱于血，然其须不生，其故何也？岐伯曰：此天之所不足

---

① 腹：此后原衍"右"字，与经脉循行不合，据《甲乙经》卷二第二、《太素·任脉》删。又《素问·骨空论》王冰注引《针经》"右"作"各"。

② 充肤热肉：《素问·骨空论》王冰注引《针经》作"皮肤热"。

③ 澹渗：《甲乙经》卷二第二、《素问·骨空论》王冰注引《针经》均作"渗灌"，义胜。按"澹渗"同"淡渗"。

④ 以其数脱血也：《甲乙经》卷二第二作"以其月水下，数脱血，任冲并伤故也"，于义较明。

⑤ 阴气：马莳注："阴器绝而不起。"乃以"气"为"器"，似是。

也。其任冲不盛，宗筋不成，有气无血，唇口不荣，故须不生。

黄帝曰：善乎哉！圣人之通万物也，若日月之光影，音声①鼓响，闻其声而知其形，其非夫子，孰能明万物之精。是故圣人视其颜色，黄赤者多热气，青白者少热气，黑色者多血少气。美眉者太阳多血，通髯极须者少阳多血，美须者阳明多血，此其时然也。夫人之常数，太阳常多血少气，少阳常多气少血，阳明常多血多气，厥阴常多气少血②，少阴常多血少气③，太阴常多血少气④，此天之常数也。

---

① 声：此后《太素·任脉》有"之"字，与上文句一致，义顺。

② 多气少血：本经《九针论》《素问·血气形志》《太素·知形志所宜》均作"多血少气"。

③ 多血少气：《素问·血气形志》《太素·知形志所宜》均作"少血多气"，马莳注本、张志聪注本均作"多气少血"。

④ 多血少气：《太素·知形志所宜》作"多血气"。按关于六经气血多少，《素问·血气形志》与本经《九针论》等互有歧异，可以互参。

百病始生第六十六

　　黄帝问于岐伯曰：夫百病之始生也，皆生于风雨寒暑，清湿喜怒。喜怒不节则伤脏，风雨则伤上，清湿则伤下。三部之气，所伤异类，愿闻其会。岐伯曰：三部之气各不同，或起于阴，或起于阳，请言其方。喜怒不节则伤脏，脏伤则病起于阴也，清湿袭虚则病起于下，风雨袭虚则病起于上，是谓三部。至①其淫泆，不可胜数。

　　黄帝曰：余固不能数，故问先师，愿卒闻其道。岐伯曰：风雨寒热不得虚，邪不能独伤人。卒然逢疾风暴雨而不病者，盖无虚，故邪不能独伤人。此必因虚邪之风，与其身形，两虚相得②，乃客其形。两实相逢，众人肉坚。其中于虚邪也，因于天时，与其身形，参以虚实，大病乃成，气

――――――――――

　　① 至：下原衍"于"字，据《甲乙经》卷八第二、《太素·邪传》删。

　　② 相得：《甲乙经》卷八第二作"相搏"。

有定舍，因处为名，上下中外，分为三员①。

是故虚邪之中人也，始于皮肤，皮肤缓则腠理开，开则邪从毛发入，入则抵深，深则毛发立，毛发立则淅然，故皮肤痛。留而不去，则传舍于络脉，在络之时，痛于肌肉，其痛之时息②，大经乃代。留而不去，传舍于经，在经之时，洒淅喜惊。留而不去，传舍于输，在输之时，六经不通，四肢则肢节痛③，腰脊乃强。留而不去，传舍于伏冲之脉，在伏冲之时，体重身痛。留而不去，传舍于肠胃，在肠胃之时，贲响腹胀，多寒则肠鸣飧泄，食不化，多热则溏出麋④。留而不去，传舍于肠胃之外、募原之间，留著于脉，稽留而不去，

---

① 三员：《甲乙经》卷八第二作"三真"，《太素·邪传》作"三贞"。按"真""贞"义通，且与前合韵，义胜。

② 其痛之时息：《甲乙经》卷八第二作"其病时痛时息"，于义较明。

③ 四肢则肢节痛：《甲乙经》卷八第二作"四支即痛"，《太素·邪传》作"四支节痛"，疑"则肢"为"支"字注文混入正文。

④ 麋：《甲乙经》卷八第二、《太素·邪传》均作"糜"。《灵枢识》丹波元简云："麋、糜古通用，乃糜烂也。"

息而成积。或著孙脉，或著络脉，或著经脉，或著输脉，或著于伏冲之脉，或著于膂筋，或著于肠胃之募原，上连于缓筋，邪气淫泆，不可胜论。

黄帝曰：愿尽闻其所由然。岐伯曰：其著孙络之脉而成积者，其积往来上下，臂手孙络之居^①也，浮而缓，不能句积^②而止之，故往来移行肠胃之间，水湊渗注灌，濯濯有音，有寒则腹^③膜满雷引，故时切痛。其著于阳明之经，则夹脐而居，饱食则益大，饥则益小。其著于缓筋也，似阳明之积，饱食则痛，饥则安。其著于肠胃之募原也，痛而外连于缓筋，饱食则安，饥则痛。其著于伏冲之脉者，揣揣^④应手而动，发手则热气下于两股，如汤沃之状。其著于膂筋在肠后者，饥则积

① 臂手孙络之居：臂手，指上肢经脉，如手阳明大肠经、手太阳小肠经之类。张介宾《类经》注："盖积在大肠小肠之络，皆属于手经。"

② 句积：《甲乙经》卷八第二作"拘积"。按"句"通"拘"，拘积，犹停留。

③ 腹：原作"膜"，涉下字误重，据《甲乙经》卷八第二改。

④ 揣揣：原作"揣之"，据《太素·邪传》改。揣揣，谓脉动疾急。

见，饱则积不见，按之不得。其著于输之脉者，闭塞不通，津液不下，孔窍干壅①，此邪气之从外入内，从上下也。

黄帝曰：积之始生，至其已成奈何？岐伯曰：积之始生，得寒乃生，厥②乃成积也。黄帝曰：其成积奈何？岐伯曰：厥气生足悗③，悗生胫寒，胫寒则血脉凝涩，血脉凝涩则寒气上入于肠胃，入于肠胃则䐜胀，䐜胀则肠外之汁沫迫聚不得散，日以成积。卒然多食饮则肠满，起居不节、用力过度则络脉伤，阳络伤则血外溢，血外溢则衄血；阴络伤则血内溢，血内溢则后血④。肠胃⑤之络伤，则血溢于肠外，肠外有寒汁沫与血相抟，则并合凝聚不得散而积成矣。卒然外中于寒，若内伤于

---

① 孔窍干壅：《甲乙经》卷八第二作"而孔窍干"。

② 厥：此后《太素·邪传》有"上"字。

③ 厥气生足悗：张介宾《类经》注："寒逆于下，故生足悗，谓肢节痛滞，不便利也。"

④ 后血：《甲乙经》卷八第二、《太素·邪传》均作"便血"，义同。

⑤ 肠胃：《太素·邪传》作"肠外"，似是。

忧怒，则气上逆，气上逆则六输不通，温气不行，凝血蕴里①而不散，津液涩渗②，著而不去，而积皆成矣。

黄帝曰：其生于阴者奈何？岐伯曰：忧思伤心；重寒伤肺；忿怒伤肝；醉以入房，汗出当风③伤脾；用力过度，若入房汗出浴，则伤肾。此内外三部之所生病者也。

黄帝曰：善。治之奈何？岐伯答曰：察其所痛，以知其应，有余不足，当补则补，当泻则泻，毋逆天时，是谓至治。

行针第六十七

黄帝问于岐伯曰：余闻九针于夫子，而行之于百姓，百姓之血气各不同形，或神动而气先针行，或气与针相逢，或针已出气独行，或数刺乃

---

① 里：《甲乙经》卷八第二作"裹"。

② 涩渗：《甲乙经》卷八第二作"凝涩"。

③ 风：此后《甲乙经》卷八第二、《太素·邪传》均有"则"字。

知，或发针而气逆，或数刺病益剧，凡此六者，各不同形，愿闻其方。

岐伯曰：重阳之人，其神易动，其气易往也。黄帝曰：何谓重阳之人？岐伯曰：重阳之人，熇熇蒿蒿[1]，言语善疾，举足善高，心肺之脏气有余，阳气滑盛而扬，故神动而气先行。黄帝曰：重阳之人而神不先行者，何也？岐伯曰：此人颇有阴者也。黄帝曰：何以知其颇有阴也？岐伯曰：多阳者多喜，多阴者多怒，数怒者易解，故曰颇有阴，其阴阳之离合难，故其神不能先行也。

黄帝曰：其气与针相逢奈何？岐伯曰：阴阳和调，而血气淖泽滑利，故针入而气出，疾而相逢也。

黄帝曰：针已出而气独行者，何气使然？岐伯曰：其阴气多而阳气少[2]，阴气沉而阳气浮，沉[3]

---

[1] 蒿蒿：原作"高高"，据《甲乙经》卷一第十六、《太素·量气刺》改。蒿蒿，气蒸出貌。

[2] 其阴气多而阳气少：《甲乙经》卷一第十六无二"气"字。

[3] 沉：原脱，据《太素·量气刺》及马莳注本、张志聪注本补。

者内藏，故针已出气乃随其后，故独行也。

黄帝曰：数刺乃知，何气使然？岐伯曰：此人之多阴而少阳，其气沉而气往难，故数刺乃知也。

黄帝曰：针入而气逆者①，何气使然？岐伯曰：其气逆与其数刺病益甚者，非阴阳之气浮沉之势也，此皆粗之所败，工②之所失，其形气无过焉。

上膈第六十八

黄帝曰：气为上膈者，食饮入而还出，余已知之矣。虫为下膈，下膈者，食晬时③乃出，余未得其意，愿卒闻之。岐伯曰：喜怒不适，食饮不

---

① 者：据下文岐伯答语，此后似脱"与其数刺病益甚者"八字。

② 工：原作"上"，据《甲乙经》卷一第十六、《太素·量气刺》改，以与"粗"相对。

③ 晬（zuì醉）时：即周时，一昼夜。

节，寒温不时，则寒汁流①于肠中，流于肠中则虫寒，虫寒则积聚，守于下管②，则肠胃充郭，卫气③不营，邪气居之。人食则虫上食，虫上食则下管虚，下管虚则邪气胜之，积聚以留，留则痈成，痈成则下管约。其痈在管内者，即④而痛深；其痈在外⑤者，则痈外而痛浮，痈上皮热。

黄帝曰：刺之奈何？岐伯曰：微按其痈，视气所行，先浅刺其傍，稍内益深，还而刺之，毋过三行；察其沉浮，以为深浅⑥；已刺必熨，令热入中，日使热内，邪气益衰，大痈乃溃。伍以参

---

① 流：《甲乙经》卷十一第八作"留"，下"流"字同。按二字互通。

② 管：《甲乙经》卷十一第八作"脘"。按"管"通"脘"。

③ 卫气：《甲乙经》卷十一第八作"胃气"，义胜。

④ 即：《甲乙经》卷十一第八、《太素·虫痈》均作"则沉"，似是。

⑤ 外：此前《甲乙经》卷十一第八有"脘"字。据上文当有"管"字。

⑥ 察其沉浮，以为深浅：《甲乙经》卷十一第八作"察其浮沉，以为浅深"，于韵为合，似是。

禁①，以除其内；恬憺无为，乃能行气。后以咸苦②，化谷乃下矣。

忧恚无言第六十九

黄帝问于少师曰：人之卒然忧恚③而言无音者，何道之塞？何气不④行使音不彰？愿闻其方。少师答曰：咽喉⑤者，水谷之道也。喉咙者，气之所以上下者也。会厌者，音声之户也。口唇者，音声之扇也。舌者，音声之机也。悬雍垂者，音声之关也。颃颡者，分气之所泄也。横骨者，神气所使，主发舌者也。故人之鼻洞涕出不收者，

---

① 伍以参禁：《太素·虫痈》作"以参伍禁"。

② 后以咸苦：《甲乙经》卷十一第八、《太素·虫痈》均作"后服酸苦"。

③ 忧恚（huì 会）：忧愁忿恨。《说文·心部》："恚，恨也。"

④ 不：原作"出"，据《甲乙经》卷十二第二改。

⑤ 喉：据下文所释不当有此字，疑涉下"喉咙"致衍。

颃颡不开，分气失也。是故厌小而薄^①，则发气疾，其开阖利，其出气易；其厌大而厚，则开阖难，其气出迟，故重言也^②。人卒然无音者，寒气客于厌，则厌不能发，发不能下，至其开阖不致，故无音。

黄帝曰：刺之奈何？岐伯曰：足之少阴上系于舌^③，络于横骨，终于会厌，两泻其血脉，浊气乃辟。会厌之脉，上络任脉，取^④之天突，其厌乃发也。

寒热第七十

黄帝问于岐伯曰：寒热瘰疬在于颈腋者，皆

---

① 小而薄：原作"小而疾薄"，"疾"字乃涉下"气疾"致衍，故据《甲乙经》卷十二第二删。"小而薄"，正与下"大而厚"相对为文。

② 故重言也：此后《甲乙经》卷十二第二有"所谓吃者，其言逆，故重之"十字。

③ 足之少阴上系于舌：《甲乙经》卷十二第二作"足少阴之脉上系于舌本"，于义较明。

④ 取：此前《甲乙经》卷十二第二有"复"字。

何气使生？岐伯曰：此皆鼠瘘寒热之毒气也，留于脉而不去者也。

黄帝曰：去之奈何？岐伯曰：鼠瘘之本皆在于脏，其末上出于颈腋之间。其浮于脉中，而未内著于肌肉，而外为脓血者，易去也。

黄帝曰：去之奈何？岐伯曰：请从其本引其末，可使衰去而绝其寒热。审按其道以予之，徐往徐来以去之。其小如麦者，一刺知，三刺而已。

黄帝曰：决其生死奈何？岐伯曰：反其目视之，其中有赤脉，上[1]下贯瞳子，见一脉，一岁死；见一脉半，一岁半死；见二脉，二岁死；见二脉半，二岁半死；见三脉，三岁而死。见赤脉不下贯瞳子，可治也。

邪客第七十一

黄帝问于伯高曰：夫邪气之客人也，或令人

---

[1]　上：此前《太素·寒热瘰疬》及《千金方》卷二十三第一有"从"字。

目不瞑^①者，何气使然？伯高曰：五谷入于胃也，其糟粕、津液、宗气分为三隧，故宗气积于胸中，出于喉咙，以贯心脉^②，而行呼吸焉。营气者，泌其津液，注之于脉，化以为血，以荣四末，内注五脏六腑，以应刻数焉。卫气者，出其悍气之慓疾，而先行于四末分肉皮肤之间而不休者也，昼日行于阳，夜行于阴^③，常从足少阴之分间，行于五脏六腑。今厥气客于五脏六腑，则卫气独卫其外，行于阳不得入于阴，行于阳则阳气盛，阳气盛则阳跷满^④，不得入于阴^⑤，阴虚故目不瞑。

黄帝曰：善。治之奈何？伯高曰：补其不足，

---

① 瞑：此后原有"不卧出"三字，义费解，后伯高答语无，《甲乙经》卷十二第三亦无，当是衍文，故据删。

② 贯心脉：《甲乙经》卷十二第三、《太素·营卫气行》均作"贯心肺"。

③ 夜行于阴：此后《甲乙经》卷十二第三、《太素·营卫气行》均有"其入于阴也"五字，于义较明。

④ 阳跷满：满，原作"陷"，本经《大惑论》云："阳气满则阳跷盛。"是知"陷"字误，故据《甲乙经》卷十二第三、《太素·营卫气行》改。

⑤ 阴：据前文例此后当有"则阴虚"三字。

泻其有余，调其虚实，以通其道而去其邪；饮以半夏汤一剂，阴阳已通，其卧立至。

黄帝曰：善。此所谓决渎壅塞，经络大通，阴阳得和①者也，愿闻其方。伯高曰：其汤方，以流水千里以外者八升，扬之万遍，取其清五升煮之，炊以苇薪，火②沸，置秫米一升，治半夏五合，徐炊，令竭为一升半，去其滓，饮汁一小杯，日三，稍益，以知为度。故其病新发者，覆杯则卧，汗出则已矣。久者，三饮而已也。

黄帝问于伯高曰：愿闻人之肢节，以应天地奈何？伯高答曰：天圆地方，人头圆、足方以应之；天有日月，人有两目；地有九州③，人有九窍；天有风雨，人有喜怒；天有雷电，人有音声；天有四时，人有四肢；天有五音，人有五脏；天有六律，人有六腑；天有冬夏，人有寒热；天有十日，人有手十指；辰有十二，人有足十指，茎垂

---

① 得和：原误倒为"和得"，据《甲乙经》卷十二第三乙正。

② 火：《太素·营卫气行》作"大"，义胜。

③ 地有九州：按本节前段均以天配人，此言地者似误。《五行大义》作"天有九星"，可参。

以应之，女子不足二节，以抱人形；天有阴阳，人有夫妻；岁有三百六十五日，人有三百六十五[①]节；地有高山，人有肩膝；地有深谷，人有腋腘；地有十二经水，人有十二经脉；地有泉脉，人有卫气；地有草蓂，人有毫毛；天有昼夜，人有卧起；天有列星，人有牙齿；地有小山，人有小节；地有山石，人有高骨；地有林木，人有募筋；地有聚邑，人有䐃肉；岁有十二月，人有十二节；地有四时不生草，人有无子。此人与天地相应者也。

黄帝问于岐伯曰：余愿闻持针之数，内针之理，纵舍之意，扦皮开腠理，奈何？脉之屈折出入之处，焉至而出，焉至而止，焉至而徐，焉至而疾，焉至而入？六腑之输于身者，余愿尽闻其[②]序，别离之处，离而入阴，别而入阳，此何道而从行？愿尽闻其方。岐伯曰：帝之所问，针道毕矣。黄帝曰：愿卒闻之。岐伯曰：手太阴之脉，

---

① 五：原脱，据《太素·天地合》补。

② 其：原作"少"，据《太素·脉行同异》改。

出于大指之端，内屈循白肉际，至本节之后太渊，留以澹，外屈上于本节下，内屈与诸阴络[①]会于鱼际，数脉并注，其气滑利，伏行壅骨之下，外屈出于寸口而行，上至于肘内廉，入于大筋之下，内屈上行臑阴，入腋下，内屈走肺。此顺行逆数之屈折也。

心主之脉，出于中指之端，内屈循中指内廉以上，留于掌中，伏行两骨之间，外屈出两筋之间骨肉之际，其气滑利，上二寸[②]，外屈出行两筋之间，上至肘内廉，入于小筋之下，留两骨之会，上入于胸中，内络于心脉。

黄帝曰：手少阴之脉独无腧，何也？岐伯曰：少阴，心脉也。心者，五脏六腑之大主也，精神之所舍也，其脏坚固，邪弗能容[③]也，容之则心伤，心伤则神去，神去则死矣。故诸邪之在于心者，皆在于心之包络。包络者，心主之脉也。故

---

① 与诸阴络：原作"与阴诸络"，据《甲乙经》卷三第二十四改。又《太素·脉行同异》作"与手少阴心主诸络"。

② 上二寸：《太素·脉行同异》作"上行三寸"。

③ 容：《太素·脉行同异》作"客"，下"容"字同。

独无腧焉。

黄帝曰：少阴独无腧者，不病乎？岐伯曰：其外经病而脏不病，故独取其经于掌后锐骨之端，其余脉出入屈折，其行之徐疾，皆如手太阴①、心主之脉行也。故本腧者，皆因其气之虚实疾徐以取之，是谓因冲而泻，因衰而补，如是者，邪气得去，真气坚固，是谓因天之序。

黄帝曰：持针纵舍奈何？岐伯曰：必先明知十二经脉之本末，皮肤之寒热，脉之盛衰滑涩。其脉滑而盛者，病日进；虚而细者，久以持；大以涩者，为痛痹；阴阳如一者，病难治；其本末尚热者②，病尚在；其热已衰者，其病亦去矣。持其尺，察其肉之坚脆、大小、滑涩、寒温、燥湿。因视目之五色，以知五脏，而决死生；视其血脉，察其色，以知其寒热痛痹。

黄帝曰：持针纵舍，余未得其意也。岐伯曰：

---

① 太阴：原作“少阴”，据《太素·脉行同异》改，以与前文呼应。

② 其本末尚热者：《甲乙经》卷五第七作“察其本末上下有热者”，于义较明。《太素·刺法》“尚”作“上”。

持针之道，欲端以正，安以静，先知虚实，而行疾徐，左手执骨，右手循之，无与肉果①，泻欲端以正，补必闭肤，辅②针导气，邪得淫泆，真气得居。

黄帝曰：扞皮开腠理奈何？岐伯曰：因其分肉，左别其肤，微内而徐端之，适神不散，邪气得去。

黄帝问于岐伯曰：人有八虚，各何以候？岐伯答曰：以候五脏。黄帝曰：候之奈何？岐伯曰：肺心有邪，其气留于两肘；肝有邪，其气流于两腋；脾有邪，其气留于两髀；肾有邪，其气留于两腘。凡此八虚者，皆机关之室，真气之所过，血络之所游，邪气恶血固不得住留，住留则伤筋络骨节，机关不得屈伸，故痀③挛也。

———————

① 无与肉果：果，同"裹"。无与肉裹，即不要使针被肉裹住。

② 辅：《甲乙经》卷五第七、《太素·刺法》均作"转"，义胜。

③ 痀（jū 拘）：《甲乙经》卷十第三作"拘"。按"痀"同"拘"。

通天第七十二

黄帝问于少师曰：余尝闻人有阴阳，何谓阴人？何谓阳人？少师曰：天地之间，六合之内，不离于五，人亦应之，非徒一阴一阳而已也，而略言耳，口弗能遍明也。

黄帝曰：愿略闻其意，有贤人圣人，心能备而行之乎[①]？少师曰：盖有太阴之人，少阴之人，太阳之人，少阳之人，阴阳和平之人，凡五人者，其态不同，其筋骨气血各不等。

黄帝曰：其不等者，可得闻乎？少师曰：太阴之人，贪而不仁，下齐[②]湛湛，好内而恶出，心抑[③]而不发，不务于时，动而后之，此太阴之人也。

少阴之人，小贪而贼心，见人有亡，常若有

[①] 心能备而行之乎：心，疑为"必"字之误。此帝问贤人圣人是否必能兼备阴阳平衡之体。

[②] 齐：《甲乙经》卷一第十六作"济"。

[③] 抑：原作"和"，据《甲乙经》卷一第十六改。

得，好伤好害；见人有荣，乃反愠怒，心疾①而无恩，此少阴之人也。

太阳之人，居处于于，好言大事，无能而虚说，志发于四野，举措不顾是非，为事如常自用，事虽败而常无悔，此太阳之人也。

少阳之人，谛谛②好自贵，有小小官，则高自宣③，好为外交，而不内附，此少阳之人也。

阴阳和平之人，居处安静，无为惧惧，无为欣欣，婉然从物，或与不争，与时变化，尊则谦谦，谭而不治④，是谓至治。古之善用针艾者，视人五态乃治之，盛者泻之，虚者补之。

黄帝曰：治人之五态奈何？少师曰：太阴之人，多阴而无阳，其阴血浊，其卫气涩，阴阳不和，缓筋而厚皮，不之疾泻，不能移之。

---

① 疾：《甲乙经》卷一第十六作"嫉"。按"疾"通"嫉"。

② 谛谛（shì dì 是帝）：言做事审慎。张介宾《类经》注："谛谛，审而又审也。"

③ 自宣：原作"自宜"，据《甲乙经》卷一第十六改。

④ 谭而不治：《甲乙经》卷一第十六作"卑而不谄"。

少阴之人，多阴而^①少阳，小胃而大肠，六腑不调，其阳明脉小，而太阳脉大，必审调之，其血易脱，其气易败也。

太阳之人，多阳而少^②阴，必谨调之，无脱其阴，而泻其阳，阳重脱者易狂，阴阳皆脱者，暴死不知人也。

少阳之人，多阳少阴，经小而络大，血在中而气在^③外，实阴而虚阳，独泻其络脉则强，气脱而疾，中气^④不足，病不起也。

阴阳和平之人，其阴阳之气和，血脉调。谨^⑤诊其阴阳，视其邪正，安其^⑥容仪，审有余不足，盛则泻之，虚则补之，不盛不虚以经取之。此所以调阴阳，别五态之人者也。

黄帝曰：夫五态之人者，相与毋故，卒然新

---

① 而：原无，据《甲乙经》卷一第十六补。

② 少：《甲乙经》卷一第十六作"无"。

③ 在：原脱，据《甲乙经》卷一第十六补。

④ 气：此后《甲乙经》卷一第十六有"重"字。

⑤ 谨：此前《甲乙经》卷一第十六有"宜"字。

⑥ 其：原脱，据《甲乙经》卷一第十六补。

会，未知其行也，何以别之？少师答曰：众人之属，不如五态之人者，故五五二十五人，而五态之人不与焉。五态之人，尤不合于众者也。

黄帝曰：别五态之人奈何？少师曰：太阴之人，其状黮黮①然黑色，念然下意，临临然长大，䐃然未偻，此太阴之人也。

少阴之人，其状清然窃然，固以阴贼，立而躁嶮②，行而似伏，此少阴之人也。

太阳之人，其状轩轩储储，反身折䐃，此太阳之人也。

少阳之人，其状立则好仰，行则好摇，其两臂两肘则常出于背，此少阳之人也。

阴阳和平之人，其状委委然，随随然，颙颙然③，愉愉然，暶暶然④，豆豆然，众人皆曰君子，此阴阳和平之人也。

---

① 黮黮（zhèn zhèn 振振）：黮，深黑色。

② 嶮（xiǎn 显）：同"险"。

③ 颙颙（yóng yóng 喁喁）然：严正审慎貌。

④ 暶暶（xuán xuán 玄玄）然：目光和善貌。

卷之十一

官能第七十三

黄帝问于岐伯曰：余闻九针于夫子众多矣，不可胜数。余推而论之，以为一纪，余司诵之，子听其理，非则语余，请正其道①，令可久传，后世无患，得其人乃传，非其人勿言。岐伯稽首再拜曰：请听圣王之道。

黄帝曰：用针之理，必知形气之所在，左右上下，阴阳表里，血气多少，行之逆顺，出入之合，谋②伐有过。知解结，知补虚泻实，上下气门，明通于四海，审其所在，寒热淋露，以输异处，审于调气，明于经隧，左右支③络，尽知其会。寒与热争，

---

① 请正其道：原作"请其正道"，据周日本、道藏本、马莳注本改。

② 谋：《太素·知官能》作"诛"。

③ 支：原作"肢"，据《太素·知官能》改。

能合而调之；虚与实邻，知决而通之；左右不调，把①而行之；明于逆顺，乃知可治。阴阳不奇，故知起时，审于本末，察其寒热，得邪所在，万刺不殆。知官九针，刺道毕矣。

明于五输，徐疾所在，屈伸出入，皆有条理。言阴与阳，合于五行，五脏六腑，亦有所藏。四时八风，尽有阴阳，各得其位，合于明堂，各处色部，五脏六腑，察其所痛，左右上下，知其寒温，何经所在。审皮肤②之寒温滑涩，知其所苦。膈有上下，知其③气所在。先得其道，稀而疏之，稍深以留之④，故能徐入之。大热在上，推而下之；从下上者，引而去之；视前痛者，常先取之。大寒在外，留而补之；入于中者，从合泻之。针所不为，灸之所宜。上气不足，推而扬之；下气不足，积而从之；阴阳皆虚，火自当之。厥而寒甚，

---

① 把：道藏本、马莳注本作"犯"。

② 皮肤：《太素·知官能》作"尺"。按"皮肤"似当作"尺肤"。

③ 其：《太素·知官能》无此字。按"其"似当作"脏"。

④ 之：原脱，据《太素·知官能》补，以与上下文句一致。

骨廉陷下，寒过于膝，下陵三里。阴络所过，得之留止，寒入于中，推而行之；经陷下者，火则当之；结络坚紧，火所治之。不知所苦，两跷之下，男阴女阳①，良工所禁。针论毕矣。

用针之服，必有法则，上视天光，下司八正，以辟奇邪，而观百姓，审于虚实，无犯其邪。是得天之露，遇岁之虚，救而不胜，反受其殃。故曰：必知天忌，乃言针意。法于往古，验于来今，观于窈冥，通于无穷，粗之所不见，良工之所贵，莫知其形，若神髣髴。

邪气②之中人也，洒淅动形。正邪之中人也微，先见于色，不知于其③身，若有④若无，若亡若存，有形无形，莫知其情。是故上工之取气，乃救其萌芽，下工守其已成，因败其形。是故工

---

① 男阴女阳：《甲乙经》卷五第四、《太素·知官能》均作"男阳女阴"，当是。

② 邪气：本经《邪气脏腑病形》《素问·八正神明论》均作"虚邪"。

③ 其：《太素·知官能》无此字，疑衍。

④ 有：原作"在"，据马莳注本改。

之用针也，知气之所在，而守其门户，明于调气，补泻所在，徐疾之意，所取之处。

泻必用圆，切而转之，其气乃行；疾而徐出①，邪气乃出；伸而迎之，摇②大其穴，气出乃疾。补必用方，外引其皮，令当其门，左引其枢，右推其肤，微旋而徐推之，必端以正，安以静，坚心无解。欲微以留，气下而疾出之，推其皮，盖其外门，真气乃存。用针之要，无忘其③神。

雷公问于黄帝曰：《针论》曰：得其人乃传，非其人勿言。何以知其可传？黄帝曰：各得其人，任之其能，故能明其事。雷公曰：愿闻官能奈何？黄帝曰：明目者，可使视色；聪耳者，可使听音；捷疾辞语者，可使传论；语徐而安静，手巧而心审谛者，可使行针艾，理血气而调诸逆顺，察阴阳而兼

---

① 疾而徐出：而，《甲乙经》卷五第四、《太素·知官能》均作"入"。又"出"字，据前后文例似当作"之"，则此句以"疾而徐之"为妥。

② 摇：原作"遥"，据《甲乙经》卷五第四、《太素·知官能》改。

③ 其：《甲乙经》卷五第四、《太素·知官能》均作"养"。

诸方；缓节柔筋而心和调者，可使导引行气；疾毒言语轻人者，可使唾痈咒病；爪苦手毒，为事善伤者，可使按积抑痹。各得其能，方乃可行，其名乃彰。不得其人，其功不成，其师无名。故曰：得其人乃言，非其人勿传，此之谓也。手毒者，可使试按龟，置龟于器下而按其上，五十日而死矣。手甘者，复生如故也。

论疾诊尺第七十四

黄帝问于岐伯曰：余欲无视色持脉，独调其尺以言其病，从外知内，为之奈何？岐伯曰：审其尺之缓急、小大、滑涩，肉之坚脆，而病形定矣。

视人之目窠上微痈，如新卧起状，其颈脉动，时咳，按其手足上窅而不起者，风水肤胀也①。

---

① 视人之目窠上微痈……风水肤胀也：《灵枢识》丹波元简云："此一节与诊尺之义不相干，疑是他篇错简。"按此三十四字疑《水胀》篇错简于此。

尺肤滑，其①淖泽者，风也。尺肉弱者，解㑊安卧。脱肉者，寒热不治。尺肤滑而泽脂者，风也②。尺肤涩者，风痹也。尺肤粗如枯鱼之鳞者，水洸饮也。尺肤热甚，脉盛躁者，病温也；其脉盛而滑者，汗③且出也。尺肤寒，其脉小④者，泄、少气。尺肤炬然⑤，先热后寒者，寒热也。尺肤先寒，久持⑥之而热者，亦寒热也。

肘所独热者，腰以上热；手所独热者，腰以下热。肘前独热者，膺前热；肘后独热者，肩背

---

① 其：《甲乙经》卷四第二上、《太素·尺诊》均作"以"，似是。

② 尺肤滑而泽脂者，风也：《甲乙经》卷四第二上无此九字。按此与本节首句似重，疑衍。

③ 汗：原作"病"，据《甲乙经》卷四第二上、《太素·尺诊》改。

④ 其脉小：《甲乙经》卷四第二上、《太素·尺诊》"其"均作"甚"，连上读。又《甲乙经》"小"作"急"。

⑤ 炬然：《甲乙经》卷四第二上作"热炙人手"，校云："一作炬然。"据此，"热炙人手"似为"炬然"之注文。

⑥ 持：原作"大"，据《甲乙经》卷四第二上、《太素·尺诊》改。

热。臂中独热者，腰腹热；肘后粗^①以下三四寸
热者，肠中有虫。掌中热者，腹中热；掌中寒者，
腹中寒。鱼上白肉有青血脉者，胃中有寒。尺炬
然热，人迎大者，当夺血。尺坚大，脉小甚，少
气；悗有加，立死。

目赤色者病在心，白在肺，青在肝，黄在脾，
黑在肾。黄色不可名者，病在胸中。

诊目痛，赤脉从上下者，太阳病；从下上者，
阳明病；从外走内者，少阳病。

诊寒热^②，赤脉上下至瞳子，见一脉，一岁死；
见一脉半，一岁半死；见二脉，二岁死；见二脉
半，二岁半死；见三脉，三岁死^③。

诊龋齿痛，按其阳明^④之来，有过者独热，在

---

① 肘后粗：《甲乙经》卷四第二上作"肘后廉"。

② 寒热：此后《脉经》卷五第四有"瘰疬"二字。据本经
《寒热》所论，当以《脉经》为是。

③ 诊寒热……三岁死：此节与本经《寒热》篇文重，疑别篇
错出于此。

④ 明：原脱，据《脉经》卷五第四、《甲乙经》卷十二第六
补。

左左热，在右右热，在上上热，在下下热。

　　诊血脉者，多赤多热，多青多痛，多黑为久痹；多赤多黑多青皆见者，寒热身痛。面[1]色微黄，齿垢黄，爪甲上黄，黄疸也；安卧，小便黄赤，脉小而涩者，不嗜食。

　　人病，其寸口之脉与人迎之脉小大等，及其浮沉等者，病难已也。女子手少阴脉动甚者，妊子。婴儿病，其头毛皆逆上者，必死；耳间青脉起者，掣痛[2]；大便青瓣[3]飧泄，脉小者[4]，手足寒，难已；飧泄，脉小，手足温，泄易已。

　　四时之变，寒暑之胜，重阴必阳，重阳必阴，故阴主寒，阳主热，故寒甚则热，热甚则寒，故曰寒生热，热生寒，此阴阳之变也。故曰：冬伤

---

　　① 面：原误作"而"，据《脉经》卷五第四、《甲乙经》卷十一第六改。

　　② 掣痛：《甲乙经》卷十二第十一作"掣腹痛"。

　　③ 青瓣：原作"赤瓣"，据《甲乙经》卷十二第十一改。

　　④ 脉小者：《甲乙经》卷十二第十一作"脉大"。

于寒，春生瘅热①；春伤于风，夏生后泄肠澼②；夏伤于暑，秋生痎疟；秋伤于湿，冬生咳嗽。是谓四时之序也。

刺节真邪第七十五

黄帝问于岐伯曰：余闻刺有五节奈何？岐伯曰：固有五节，一曰振埃，二曰发蒙，三曰去爪，四曰彻衣，五曰解惑。黄帝曰：夫子言五节，余未知其意。岐伯曰：振埃者，刺外经，去阳病也。发蒙者，刺腑腧，去腑病也。去爪者，刺关节肢③络也。彻衣者，尽刺诸阳之奇腧也。解惑者，尽知调阴阳，补泻有余不足，相倾移也。

黄帝曰：刺节言振埃，夫子乃言刺外经，去阳病，余不知其所谓也，愿卒闻之。岐伯曰：振

① 瘅热：《素问·阴阳应象大论》作"温病"。

② 后泄肠澼：《太素·四时之变》及马莳注本、张志聪注本"后泄"均作"飧泄"，《素问·阴阳应象大论》及《甲乙经》卷十一第五均无"肠澼"二字。

③ 肢：《甲乙经》卷九第十一、《太素·五节刺》均作"支"。

埃者，阳气大逆，上满于胸中，愤瞋①肩息，大气逆上，喘喝坐伏，病恶埃烟，饲②不得息。请言振埃，尚疾于振埃。黄帝曰：善。取之何如？岐伯曰：取之天容。黄帝曰：其咳上气，穷诎胸痛者，取之奈何？岐伯曰：取之廉泉。黄帝曰：取之有数乎？岐伯曰：取天容者，无过一里③，取廉泉者，血变而止。帝曰：善哉！

黄帝曰：刺节言发蒙，余不得其意。夫发蒙者，耳无所闻，目无所见，夫子乃言刺腑腧，去腑病，何腧使然？愿闻其故。岐伯曰：妙乎哉问也！此刺之大约，针之极也，神明之类也，口说书卷犹不能及也。请言发蒙耳④，尚疾于发蒙也。黄帝曰：善。愿卒闻之。岐伯曰：刺此者，必于日中，刺其听宫，中其眸子，声闻于耳，此其腧

---

① 瞋：《甲乙经》卷九第三及马莳注本、张志聪注本均作"膜"。

② 饲（yē椰）：同"噎"。

③ 无过一里：《甲乙经》卷九第三作"深无一里"，《太素·五节刺》作"无过一里而止"。

④ 耳：《太素·五节刺》无此字。以上文"请言振埃"例之，似衍。

也。黄帝曰：善，何谓声闻于耳？岐伯曰：邪刺①，以手坚按其两鼻窍而疾偃，其声必应于针也。黄帝曰：善。此所谓弗见为之，而无目视，见而取之，神明相得者也。

黄帝曰：刺节言去爪，夫子乃言刺关节肢络，愿卒闻之。岐伯曰：腰脊者，身之大关节也；肢胫者，人之所以②趋翔也；茎垂者，身中之机，阴精之候，津液之道也。故饮食不节，喜怒不时，津液内溢，乃下留于睾，水道③不通，日大不休，俯仰不便，趋翔不能，此病荥然④有水，不上不下。铍针所取，形不可匿，常⑤不得蔽，故命曰去爪。帝曰：善。

黄帝曰：刺节言彻衣，夫子乃言尽刺诸阳之奇

---

① 邪刺：原作"刺邪"，据《太素·五节刺》改。按"邪"通"斜"。

② 所以：原作"管以"，据《太素·五节刺》改。

③ 水道：原作"血道"，据《甲乙经》卷九第十一、《太素·五节刺》改。

④ 荥然：原作"荣然"，据《甲乙经》卷九第十一、《太素·五节刺》改。

⑤ 常：《甲乙经》卷九第十一作"裳"。按"常"同"裳"。

腧，未有常处也，愿卒闻之。岐伯曰：是阳气有余而阴气不足，阴气不足则内热，阳气有余则外热，两[1]热相抟，热于怀炭，外畏绵帛，衣不可近身[2]，又不可近席。腠理闭塞，则汗不出，舌焦唇槁，腊干[3]嗌燥。饮食不让美恶。黄帝曰：善。取之奈何？岐伯曰：取之于其天府、大杼三痏，又刺中膂以去其热，补足手太阴以去其汗，热去汗稀[4]，疾于彻衣。黄帝曰：善。

黄帝曰：刺节言解惑，夫子乃言尽知调阴阳，补泻有余不足，相倾移也，惑何以解之？岐伯曰：大风在身，血脉偏虚，虚者不足，实者有余，轻重不得，倾侧宛伏，不知东西，不知南北，乍上乍下，乍反乍复，颠倒无常，甚于迷惑。黄帝曰：善。取

① 两：原作"内"，据《甲乙经》卷七第一上改。

② 外畏绵帛，衣不可近身：衣，原作"近"，连上句读。考此句《甲乙经》卷七第一上作"衣热不可近身"，《太素·五节刺》作"外重丝帛衣，不可近身"。是知"近"乃"衣"之误，故据改，连下读。

③ 腊（xī西）干：谓皮肤干燥皴裂。

④ 稀：《甲乙经》卷七第一作"晞"，《太素·五邪刺》作"希"。按"希""稀"并通"晞"，此指汗消。

之奈何？岐伯曰：泻其有余，补其不足，阴阳平复。
用针若此，疾于解惑。黄帝曰：善。请藏之灵兰之
室，不敢妄出也。

黄帝曰：余闻刺有五邪，何谓五邪？岐伯曰：
病有持痈者，有容大者，有狭小者，有热者，有
寒者，是谓五邪。黄帝曰：刺五邪奈何？岐伯曰：
凡刺五邪之方，不过五章，痈热消灭，肿聚散亡，
寒痹益温，小者益阳，大者必去，请道其方。

凡刺痈邪无迎陇，易俗移性不得脓，诡①道更
行去其乡，不安处所乃散亡。诸阴阳过痈者，取
之其腧泻之。

凡刺大邪日以小，泄夺其有余乃益虚，剽其
通②，针其邪，肌肉亲视之，毋有反其真，刺诸阳
分肉间。

凡刺小邪日以大，补其不足乃无害，视其所
在迎之界，远近尽至③不得外，侵而行之乃自费，

① 诡：原误作"脆"，据《太素·五邪刺》改。

② 剽其通：《太素·五邪刺》作"剽其道"。

③ 至：此后原衍"其"字，据《甲乙经》卷五第二、《太
素·五邪刺》删。

刺分肉间。

凡刺热邪越而沧①，出游不归乃无病，为开道乎②辟门户，使邪得出病乃已。

凡刺寒邪日以温，徐往疾出③致其神，门户已闭气不分，虚实得调真④气存也⑤。

黄帝曰：官针奈何？岐伯曰：刺痈者用铍针，

---

① 沧：原作"苍"，据《甲乙经》卷五第二、《太素·五邪刺》改。

② 道乎：原作"通"，据《甲乙经》卷五第二、《太素·五邪刺》改。

③ 疾出：原作"徐来"，据《甲乙经》卷五第二、《太素·五邪刺》改。

④ 真：原作"其"，据《甲乙经》卷五第二、《太素·五邪刺》改。

⑤ 凡刺痈邪无迎陇……虚实得调真气存也：刘衡如认为此段文字为韵文，并据《甲乙经》《太素》整理如下："凡刺痈邪无迎陇，易俗移性不得脓，诡道更行去其乡，不安处所乃散亡。凡刺大邪日以小，泄夺有余剽其道，针干其邪肌肉亲，视之无有反其真。凡刺小邪日以大，补其不足乃无害，视其所在迎之界，远近尽至不得外，侵而行之乃自费。凡刺热邪越而沧，出游不归乃无病，为开道乎辟门户，使邪得出病乃已。凡刺寒邪日以温，徐往疾去致其神，门户已闭气不分，虚实得调真气存。"古韵铿然，文义妥贴，今录以备参。

刺大者用锋针，刺小者用圆利针，刺热者用镵针，刺寒者用毫针也。

请言解论，与天地相应，与四时相副，人参天地，故可为解。下有渐洳，上生苇蒲，此所以知形气之多少也。阴阳者，寒暑也。热则滋雨而在上，根荄少汁，人气在外，皮肤缓，腠理开，汗①大泄，血气减②，肉③淖泽；寒则地冻水冰，人气在中，皮肤致，腠理闭，汗不出，血气强，肉坚涩。当是之时，善行水者，不能往冰；善穿地者，不能凿冻；善用针者，亦不能取四厥；血脉凝结，坚搏不往来者，亦未可即柔。故行水者必待天温冰释，穿地者必待④冻解，而水可行、地可穿也，人脉犹是也。治厥者，

---

① 汗：原作"汁"，据《甲乙经》卷七第三、《太素·五邪刺》改。

② 血气减：此三字原在上文"汗大泄"前，于理不合，下文云"腠理闭，汗不出，血气强"，文通义顺，为是，故将三字移此。

③ 肉：原作"皮"，按上文已言"皮肤缓"，不应重出，故据《太素·五邪刺》改。

④ 穿地者必待：此五字原脱，文不顺承，据《甲乙经》卷七第三补。

必先熨①调和其经，掌与腋、肘与脚、项与脊以调之，火气已通，血脉乃行，然后视其病，脉淖泽者刺而平之，坚紧者破而散之，气下乃止。此所谓以解结者也。

用针之类，在于调气。气积于胃，以通营卫，各行其道。宗气留于海，其下者注于气街，其上者走于息道。故厥在于足，宗气不下，脉中之血，凝而留止，弗之火调，弗能取之。用针者，必先察其经络之实虚，切而循之，按而弹之，视其应动者，乃后取②而下之。六经调者，谓之不病，虽病，谓之自已也。一经上实下虚而不通者，此必有横络盛加于大经，令之不通，视而泻之③。此所谓解结也。

上寒下热，先刺其项太阳，久留之，已刺则熨项与肩胛，令热下合乃止，此所谓推而上之者也。上热下寒，视其虚脉而陷之于经络者取之，

---

① 熨：此后《甲乙经》卷七第三有"火以"二字，义顺。

② 取：此后原衍"之"字，据《甲乙经》卷七第三、《太素·五邪刺》删。

③ 视而泻之：此后《甲乙经》卷七第三有"通而决之"四字。

气下乃止。此所谓引而下之者也。

大热遍身，狂而妄见、妄闻、妄言，视足阳明及大络取之，虚者补之，血而①实者泻之，因令②偃卧，居其头前，以两手四指夹按颈动脉，久持之，卷而切推，下至缺盆中，而复止③如前，热去乃止。此所谓推而散之者也。

黄帝曰：有一脉生数十病者，或痛、或痈、或热、或寒、或痒、或痹、或不仁，变化无穷，其故何也？岐伯曰：此皆邪气之所生也。

黄帝曰：余闻气者，有真气，有正气，有邪气，何谓真气④？岐伯曰：真气者，所受于天，与谷气并而充身⑤也。正气者，正风也，从一方来，

---

① 而：《甲乙经》卷七第二作"如"，《太素·五邪刺》无此字。

② 令：原误作"其"，据《甲乙经》卷七第二、《太素·五邪刺》改。

③ 复止：《太素·五邪刺》作"复上"。

④ 真气：《甲乙经》卷十第一下作"也"字。按后文岐伯乃真气、正气、邪气并答，不应独问真气，故以《甲乙经》为是。

⑤ 身：《甲乙经》卷十第一下及马莳注本、张志聪注本均有"者"字。

非实风，又非虚风也。邪气者^①，虚风之贼伤人也，其中人也深，不能自去。正风者，其中人也浅，合而自去，其气来柔弱，不能胜真气，故自去。

虚邪之中人也，洒淅动形，起毫毛而发腠理。其入深，内搏于骨，则为骨痹。搏于筋，则为筋挛。搏于脉中，则为血闭不通，则为痈。搏于肉，与卫气相搏，阳胜者则为热，阴胜者则为寒，寒则真气^②去，去则虚，虚则寒。搏于皮肤之间，其气外发，腠理开，毫毛摇，气往来行，则为痒；留而不去，则痹；卫气不行，则为不仁。

虚邪偏客^③于身半，其入深，内居荣卫，荣卫稍衰，则真气去，邪气独留，发为偏枯。其邪气浅者，脉偏痛^④。

虚邪之入于身也深，寒与热相搏，久留而内著，寒胜其热，则骨疼肉枯；热胜其寒，则烂肉

---

① 邪气者：此后《甲乙经》卷十第一下有"虚风也"三字。

② 真气：《甲乙经》卷十第一下作"其气"。

③ 客：原作"容"，据《甲乙经》卷十第二下改。

④ 脉偏痛：此三字义费解，"脉"字疑误，似当作"身偏痛"。

腐肌为脓；内①伤骨为骨蚀。有所疾前筋②，筋屈不得伸，邪气居其间而不反，发为筋瘤③。有所结，气归之，卫气留之不得反④，津液久留，合而为肠瘤⑤，久者数岁乃成，以手按之柔。已有所结，气归之，津液留之，邪气中之，凝结日以易⑥甚，连以聚居，为昔瘤，以手按之坚。有所结，深中骨，气因于骨，骨与气并，日以益大，则为骨瘤⑦。有所结，中于肉，宗气归之，邪留而不去，有热则化而为脓，无热则肉瘤⑧。凡此数气者，其发无

———————

① 内：此前原衍"内伤骨"三字，据《甲乙经》卷十一第九下删。

② 有所疾前筋：《甲乙经》卷十一第九下无"筋"字。楼英《医学纲目·瘿瘤》："疾前二字衍文也，筋当作结。"按楼说似是。

③ 发为筋瘤：原作"发于筋溜"，据《甲乙经》卷十一第九下改。

④ 反：《甲乙经》卷十一第九下作"复反"。

⑤ 肠瘤：原作"肠溜"，据前"筋瘤"之例改。

⑥ 易：据文义当作"益"，下文"日以益大"可证。

⑦ 骨瘤：原作"骨疽"，按"痈疽"本经已有专论，不当重出于此，故据本节文例改。

⑧ 肉瘤：原作"肉疽"，据本节文例改。

常处，而有常名也。

卫气行第七十六

黄帝问于岐伯曰：愿闻卫气之行，出入之合，何如？岐伯曰：岁有十二月，日有十二辰，子午为经，卯酉为纬，天周二十八宿，而一面七星，四七二十八星，房昴为纬，虚张为经。是故房至毕为阳，昴至心为阴，阳主昼，阴主夜。故卫气之行，一日一夜五十周于身，昼日行于阳二十五周，夜行于阴二十五周，周于五脏[1]。

是故平旦阴尽，阳气出于目，目张则气上行于头，循项下足太阳，循背下至小指之端。其散者，别于目锐眦，下手太阳，下至手小指之端[2]外侧。其散者，别于目锐眦，下足少阳，注小指次

---

① 脏：原作"岁"，据《甲乙经》卷一第九改。

② 端：原作"间"，据《太素·卫五十周》改。

指之间。其散者①，循手少阳之分②，下至小指次指③
之间。别者，以上至耳前，合于颔脉，注足阳明，
以下行至跗上，入五指之间。其散者，从耳下下
手阳明，入大指之间，入掌中。其至于足也，入
足心，出内踝下，行阴分，复合于目，故为一周。

是故日行一舍，人气行于身④一周与十分身之
八；日行二舍，人气行于身三周⑤与十分身之六；
日行三舍，人气行于身五周与十分身之四；日行
四舍，人气行于身七周与十分身之二；日行五舍，
人气行于身九周；日行六舍，人气行于身十周与
十分身之八；日行七舍，人气行于身十二周⑥与十
分身之六；日行十四舍，人气二十五周于身有奇

---

① 其散者：原作"以上"，楼英《医学纲目》云："以上二字
衍文，其下当有其散者三字。"此说是，据改。

② 分：此后原衍"侧"字，据《太素·卫五十周》删。

③ 次指：此二字原脱，据《太素·卫五十周》补。

④ 于身：原脱，据《甲乙经》卷一第九、《素问·八正神明
论》王冰注引本经补。

⑤ 于身三周：原作"二周于身"，据《甲乙经》卷一第九、
《素问·八正神明论》王冰注引本经改，以与下文义合。

⑥ 周：此后原衍"在身"二字，与上下文例不合，故据删。

分与十分身之二①，阳尽入阴②，阴受气矣。其始入
于阴，常从足少阴注于肾，肾注于心，心注于肺，
肺注于肝，肝注于脾，脾复注于肾，为一③周。是
故夜行一舍，人气行于阴脏一周与十分脏之八，
亦如阳行之二十五周，而复合于目。阴阳一日一
夜，合有奇分十分身之二④与十分脏之二，是故人
之所以卧起之时有早晏者，奇分不尽故也。

　　黄帝曰：卫气之在于身也，上下往来不以期⑤，
候气而刺之奈何？伯高曰：分有多少，日有长短，
春秋冬夏，各有分理，然后常以平旦为纪，以夜尽
为始。是故一日一夜，水下百刻，二十五刻者，半
日之度也。常如是毋已，日入而止，随日之长短，
各以为纪而刺之。谨候其时，病可与期；失时反候

---

①　二：原作"四"，据《太素·卫五十周》改。

②　阳尽入阴：原作"阴尽于阴"，"于"字义费解，故据改。
又《太素·卫五十周》"于阴"作"而"，连下读，亦通。

③　一：原脱，据《甲乙经》卷一第九、《太素·卫五十周》
补。

④　二：原作"四"，据《太素·卫五十周》及上文之数改。

⑤　不以期：《甲乙经》卷一第九作"无已，其"，连下读。

者，百病不治。故曰：刺实者，刺其来也；刺虚者，刺其去也。此言气存亡之时，以候虚实而刺之。是故谨候气之所在而刺之，是谓逢时。病[①]在于三阳，必候其气在于阳而刺之；病在于三阴，必候其气在阴分而刺之。

水下一刻，人气在太阳；水下二刻，人气在少阳；水下三刻，人气在阳明；水下四刻，人气在阴分。水下五刻，人气在太阳；水下六刻，人气在少阳；水下七刻，人气在阳明；水下八刻，人气在阴分。水下九刻，人气在太阳；水下十刻，人气在少阳；水下十一刻，人气在阳明；水下十二刻，人气在阴分。水下十三刻，人气在太阳；水下十四刻，人气在少阳；水下十五刻，人气在阳明；水下十六刻，人气在阴分。水下十七刻，人气在太阳；水下十八刻，人气在少阳；水下十九刻，人气在阳明；水下二十刻，人气在阴分。水下二十一刻，人气在太阳；水下二十二刻，人气在少阳；水下二十三刻，人气在阳明；水下

---

① 病：原脱，据《甲乙经》卷一第九补，以与下句文例合。

二十四刻，人气在阴分。水下二十五刻，人气在太阳。此半日①之度也。从房至毕一十四舍，水下五十刻，半日之度也②；从昴至心，亦十四舍，水下五十刻，终日之度也③。日④行一舍，水下三刻与七分刻之四。大要⑤常以日之加于宿上也，人气在太阳⑥。是故日行一舍，人气行三阳⑦与阴分，常如是无已，与天地⑧同纪，纷纷，终而复始，一日一夜，水下百刻而尽矣。

---

① 日：原作"月"，据上下文义改。

② 半日之度也：原作"日行半度"，文义不明，故据《甲乙经》卷一第九改。

③ 从昴至心……终日之度也：此十八字原脱，据《甲乙经》卷一第九补，以与本篇首节"房至毕为阳，昴至心为阴"之文相应。

④ 日：原作"回"，形近致误，据《甲乙经》卷一第九改。

⑤ 大要：此后原衍"曰"字，据《甲乙经》卷一第九删。

⑥ 人气在太阳：此前《甲乙经》卷一第九有"则知"二字，于义较明。

⑦ 阳：此后原衍"行"字，据《甲乙经》卷一第九、《太素·卫五十周》删。

⑧ 与天地：原作"天与地"，据《甲乙经》卷一第九、《太素·卫五十周》改。

九宫八风第七十七

合八风虚实邪正

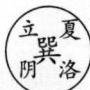

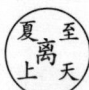

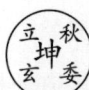

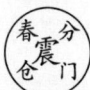

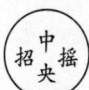

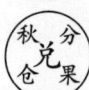

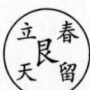

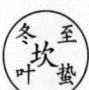

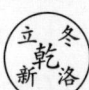

立夏　阴络　东南方　　夏至　九　上天　南方　　立秋　二　玄委　西南方

春分　三　仓门　东方　　招摇　五　中央　　秋分　七　仓果　西方

立春　八　天留　东北方　　冬至　一　叶蛰　北方　　立冬　六　新洛　西北方

太一常以冬至之日，居叶蛰之宫四十六日，明日居天留四十六日，明日居仓门四十六日，明日居阴洛四十五日，明日居上天①四十六日，明日

———————

① 上天：原作"天宫"，据《太素·九宫八风》改，以与图相合。

居玄委四十六日，明日居仓果四十六日，明日居新洛四十五日，明日复居叶蛰之宫，曰冬至矣。

太一日游，以冬至之日，居叶蛰之宫，数所在日，从一处至九日复反于一，常如是无已，终而复始。

太一移日，天必应之以风雨，以其日风雨则吉，岁美民安少病矣。先之则多雨，后之则多旱①。

太一在冬至之日有变，占在君；太一在春分之日有变，占在相；太一在中宫之日有变，占在吏；太一在秋分之日有变，占在将；太一在夏至之日有变，占在百姓。所谓有变者，太一居五宫之日，疾②风折树木，扬沙石，各以其所主占贵贱，因视风所从来而占之。风从其所居之乡来为实风，主生长养万物；从其冲后来为虚风，伤③人者也，主杀主害者。谨候虚风而避之，故圣人日

---

① 旱：原作"汗"，据《太素·九宫八风》改。

② 疾：原作"病"，据《太素·九宫八风》改。

③ 伤：此前《甲乙经》卷六第一有"贼"字。

避虚邪之道，如避矢石然，邪弗能害，此之谓也。

是故太一入徙，立于中宫，乃朝八风，以占吉凶也。风从南方来，名曰大弱风，其伤人也，内舍于心，外在于脉，其气主为热[①]。风从西南方来，名曰谋风，其伤人也，内舍于脾，外在于肌，其气主为弱。风从西方来，名曰刚风，其伤人也，内舍于肺，外在于皮肤，其气主为燥。风从西北方来，名曰折风，其伤人也，内舍于小肠，外在于手太阳脉，脉绝则泄[②]，脉闭则结不通，善暴死。风从北方来，名曰大刚风，其伤人也，内舍于肾，外在于骨与肩背之膂筋，其气主为寒也。风从东北方来，名曰凶风，其伤人也，内舍于大肠，外在于两胁腋骨下及肢节。风从东方来，名曰婴儿风，其伤人也，内舍于肝，外在于筋纽，其气主

---

① 其气主为热：原作"气主热"，据《甲乙经》卷六第一、《太素·九宫八风》改，以与下文例合。

② 泄：原作"溢"，据《甲乙经》卷六第一改。

为身湿①。风从东南方来，名曰弱风，其伤人也，内舍于胃，外在肌肉，其气主体重。

此八风皆从其虚之乡来，乃能病人，三虚相抟②，则为暴病卒死。两实一虚，病则为淋露寒热，犯其雨湿之地则为痿。故圣人避风，如避矢石焉。其有三虚而偏中于邪风，则为击仆偏枯矣。

---

① 身湿：《甲乙经》卷六第一无"身"字。按据上文，南方主为热，西方主为燥，北方主为寒，则此东方当作"主为温"，疑"湿"字误。

② 抟：马莳注本、张志聪注本、《类经》二十七卷第三十五作"搏"。

九针论第七十八

黄帝曰：余闻九针于夫子，众多博大矣。余犹不能寤，敢问九针焉生？何因而有名？岐伯曰：九针者，天地之大数也，始于一而终于九。故曰：一以法天，二以法地，三以法人，四以法时[1]，五以法音[2]，六以法律[3]，七以法星[4]，八以法风[5]，九以

---

① 时：《甲乙经》卷五第二、《太素·九针所象》均作"四时"。

② 音：《甲乙经》卷五第二、《太素·九针所象》均作"五音"。

③ 律：《甲乙经》卷五第二、《太素·九针所象》均作"六律"。

④ 星：《甲乙经》卷五第二、《太素·九针所象》均作"七星"。

⑤ 风：《甲乙经》卷五第二、《太素·九针所象》均作"八风"。

法野①。

黄帝曰：以针应九之数奈何？岐伯曰：夫圣人之起天地之数也，一而九之，故以立九野；九而九之，九九八十一，以起黄钟数焉，以针应数也。

一者天也，天者阳也，五脏之应天者肺②。肺者五脏六腑之盖也，皮者肺之合也，人之阳也。故为之治针，必以大其头而锐其末，令无得深入而阳气出。

二者地也，地者土也③，人之所以应土者肉也。故为之治针，必筒其身而圆其末，令无得伤肉分，伤则气④竭。

三者人也，人之所以成生者血脉也。故为之治针，必大其身而圆其末，令可以按脉勿陷，以

---

① 野：《甲乙经》卷五第二、《太素·九针所象》均作“九野”。

② 肺：此后《甲乙经》卷五第二有“也”字。

③ 地者土也：原脱，据《甲乙经》卷五第二、《太素·九针所象》补。

④ 气：此后原衍“得”字，据《太素·九针所象》删。

致其气，令邪气独出。

四者时也，时者四时八风之客于经络之中，为瘤病^①者也。故为之治针，必筒其身而锋其末，令可以泻热出血，而瘤病竭。

五者音也，音者冬夏之分，分于子午，阴与阳别，寒与热争，两气相抟^②，合为痈脓者也。故为之治针，必令其末如剑锋，可以取大脓。

六者律也，律者调阴阳四时而合十二经脉，虚邪客于经络而为暴痹者也。故为之治针，必令尖如氂，且圆且锐，中身微大，以取暴气。

七者星也，星者人之七窍，邪之所客于经，舍于络，而为痛痹^③者也。故为之治针，令尖如蚊虻喙，静以徐往，微以久留，正气因之，真邪俱往，出针而养者也。

八者风也，风者人之股肱八节也，八正之虚

---

① 瘤病：原作"瘤病"，据《甲乙经》卷五第二、《太素·九针所象》改，以与下文"瘤病竭"相合。

② 抟：周日本、医统本、道藏本、马莳注本作"搏"。

③ 舍于络，而为痛痹：原作"而为痛痹，舍于经络"，文义未顺，据《甲乙经》卷五第二改。

风①伤人，内舍于骨解腰脊节腠②之间，为深痹也。故为之治针，必薄③其身，锋其末，可以取深邪远痹。

九者野也，野者人之节解皮肤之间也，淫邪流溢于身，如风水之状，而溜不能过于机关大节者也。故为之治针，令尖如挺，其锋微圆，以取大气之不能过于关节者也。

黄帝曰：针之长短有数乎？岐伯曰：一曰镵针者，取法于布针④，去末半寸⑤卒锐之，长一寸六分，主热在头身也。二曰圆针，取法于絮针，筒其身而卵其锋，长一寸六分，主治分间气。三曰锃针，取法于黍粟之锐，长三寸半，主按脉取气，令邪出。

---

① 虚风：此后原衍"八风"二字，据《甲乙经》卷五第二删。

② 节腠：此后原衍"理"字，据《甲乙经》卷五第二、《太素·九针所象》删。

③ 薄：原作"长"，据《甲乙经》卷五第二改，以与本经《九针十二原》"锋针身薄"之义合。

④ 布针：原作"巾针"，据《甲乙经》卷五第二、《太素·九针所象》改。

⑤ 半寸：原作"寸半"，据《甲乙经》卷五第二、《太素·九针所象》改。

四曰锋针，取法于絮针，筒其身，锋其末，长一寸六分，主痈热^①出血。五曰铍针，取法于剑锋，广二分半，长四寸，主大痈脓，两热争者也。六曰圆利针，取法于氂^②，微大其末，反小其身^③，令可深内也，长一寸六分，主取痈痹者也。七曰毫针，取法于毫毛，长一寸六分，主寒热^④痛痹在络者也。八曰长针，取法于綦针，长七寸，主取深邪远痹者也。九曰大针，取法于锋针，其锋微圆，长四寸，主取大气不出关节者也。针形毕矣，此九针大小长短法也。

黄帝曰：愿闻身形应九野奈何？岐伯曰：请言身形之应九野也，左足应立春，其日戊寅己丑；左胁应春分，其日乙卯；左手应立夏，其日戊辰己巳；膺喉首头应夏至，其日丙午；右手应立秋，其

---

① 痈热：《甲乙经》卷五第二作"泻热"。

② 氂：此后原衍"针"字，据《太素·九针所象》删。

③ 微大其末，反小其身：按本经《九针十二原》及本篇上文均云该针"且圆且锐，中身微大"，似是，疑本文有误。

④ 寒热：《甲乙经》卷五第二无此二字，《太素·九针所象》无"热"字。疑此二字为衍文。

日戊申己未；右胁应秋分，其日辛酉；右足应立
冬，其日戊戌己亥；腰尻下窍应冬至，其日壬子。
六腑、膈下三脏应中州，其大禁，大禁太一所在之
日及诸戊己。凡此九者，善候八正所在之处。所主
左右上下身体有痈肿者，欲治之，无以其所直之日
溃治之，是谓天忌日也。

形乐志苦，病生于脉，治之以灸刺。形苦志
乐，病生于筋，治之以熨引。形乐志乐，病生于
肉，治之以针石。形苦志苦，病生于咽嗌①，治之
以甘药。形数惊恐，筋脉不通，病生于不仁，治
之以按摩醪药。是谓五形志也②。

五脏气③：心主噫，肺主咳，肝主语，脾主吞，
肾主欠。六腑气④：胆为怒，胃为气逆为⑤哕，大肠

---

① 嗌：原误作"喝"，据《素问·血气形志》改。

② 是谓五形志也：原作"是谓形"，据《素问·血气形志》
改。

③ 五脏气：《素问·宣明五气》作"五气所病"，于义较明。

④ 六腑气：《素问·宣明五气》无此三字，后文属"五气所
病"中。

⑤ 为：原脱，据《素问·宣明五气》《太素·脏腑气液》补。

小肠为泄，膀胱^①不约为遗溺，下焦溢为水。

五味^②：酸入肝，辛入肺，苦入心，甘入脾，咸入肾，淡入胃^③，是谓五味^④。

五并^⑤：精气并肝则忧，并心则喜，并肺则悲，并肾则恐，并脾则畏，是谓五精之气并于脏也^⑥。

五恶^⑦：肝恶风，心恶热，肺恶寒，肾恶燥，脾恶湿，此五脏气所恶也。

五液^⑧：心主^⑨汗，肝主泣，肺主涕，肾主唾，脾主涎，此五液所出也。

五劳^⑩：久视伤血，久卧伤气，久坐伤肉，久

---

① 膀胱：此后《素问·宣明五气》有"不利为癃"四字。

② 五味：《素问·宣明五气》作"五味所入"，于义较明。

③ 淡入胃：《素问·宣明五气》无此三字，疑衍。

④ 是谓五味：《素问·宣明五气》作"是谓五入"，为是。

⑤ 五并：《素问·宣明五气》作"五精所并"，于义较明。

⑥ 是谓五精之气并于脏也：《素问·宣明五气》作"是谓五并，虚而相并者也"。

⑦ 五恶：《素问·宣明五气》作"五脏所恶"，于义较明。

⑧ 五液：《素问·宣明五气》作"五脏化液"，于义较明。

⑨ 主：《素问·宣明五气》作"为"，义胜。下同。

⑩ 五劳：《素问·宣明五气》作"五劳所伤"，于义较明。

立伤骨，久行伤筋，此五久劳所病也[1]。

五走[2]：酸走筋，辛走气，苦走血，咸走骨，甘走肉，是谓五走也。

五裁[3]：病在筋无食酸；病在气无食辛；病在骨无食咸；病在血无食苦；病在肉无食甘。口嗜而欲食之，不可多也，必自裁也，命曰五裁。

五发[4]：阴病发于骨，阳病发于血，以味发于气[5]，阳病发于冬，阴病发于夏。

五邪[6]：邪入于阳则为狂，邪入于阴则为血

---

[1] 此五久劳所病也:《素问·宣明五气》作"是为五劳所伤"，义胜。

[2] 五走:《素问·宣明五气》无此标题，与下节"五裁"之文合于"五味所禁"中，其文稍异。

[3] 五裁:《素问·宣明五气》无此标题，与上节"五走"之文合于"五味所禁"中，见上注。

[4] 五发:《素问·宣明五气》作"五病所发"，于义较明。

[5] 以味发于气:《太素·邪传》"味"后有"病"字。《素问·宣明五气》作"阴病发于肉"。

[6] 五邪:《素问·宣明五气》作"五邪所乱"，于义较明。

痹①，邪入于阳搏则为癫疾②，邪入于阴搏则为喑③，阳入之于阴病静，阴出之于阳病喜怒。

五藏④：心藏神，肺藏魄，肝藏魂，脾藏意，肾藏精⑤志也。

五主⑥：心主脉，肺主皮，肝主筋，脾主肌，肾主骨。

阳明多血多气，太阳多血少气，少阳多气少血，太阴多血少气，厥阴多血少气，少阴多气少血。故曰：刺阳明出血气，刺太阳出血恶气，刺少阳出气恶血，刺太阴出血恶气，刺厥阴出血恶气，刺少阴出气恶血也。

足阳明太阴为表里，少阳厥阴为表里，太阳少阴为表里，是谓足之阴阳也；手阳明太阴为表

---

① 血痹：《素问·宣明五气》无"血"字。

② 邪入于阳搏则为癫疾：《素问·宣明五气》作"搏阳则为巅疾"。"搏"原作"转"，据《太素·邪传》改，下句"转"字同改。

③ 邪入于阴搏则为喑：《素问·宣明五气》作"搏阴则为喑"。

④ 五藏：《素问·宣明五气》作"五脏所藏"，于义较明。

⑤ 精：《素问·宣明五气》无此字。

⑥ 五主：《素问·宣明五气》作"五脏所主"，于义较明。

里，少阳心主为表里，太阳少阴为表里，是谓手
之阴阳也。

岁露论第七十九

黄帝问于岐伯曰：经言夏日伤暑，秋必^①病疟，
疟之发以时，其故何也？岐伯对曰：邪客于风府，
病^②循膂而下，卫气一日一夜常大会于风府，其明
日日下一节，故其日作晏。此其先客于脊背也，故
每至于风府则腠理开，腠理开则邪气入，邪气入则
病作，此所以日作尚晏也。卫气之行风府，日下
一节，二十一日下至尾底^③，二十二日入脊内，注

---

① 必：原脱，据《素问·疟论》补。

② 病：《素问·疟论》《甲乙经》卷七第五均无此字。

③ 二十一日下至尾底：《素问·疟论》作"二十五日下至骶
骨"，《甲乙经》卷七第五、《太素·疟解》"尾底"亦作"骶
骨"。按尾底，即尾骶，亦称骶骨。

于伏冲①之脉，其行②九日出于缺盆之中，其气上行③，故其病稍益早④，其内搏于五脏，横连募原，其道远，其气深，其行迟，不能日作，故次日乃稽积而作⑤焉。

黄帝曰：卫气每至于风府，腠理乃发，发则邪入焉。其卫气日下一节，则不当风府奈何？岐伯曰：风无常府⑥，卫气之所应，必开其腠理，气之所舍⑦，则其府也。

---

① 伏冲：《素问·疟论》作"伏脊"，《甲乙经》卷七第五作"太冲"。

② 其行：《素问·疟论》《甲乙经》卷七第五均作"其气上行"。

③ 上行：《素问·疟论》《甲乙经》卷七第五、《太素·疟解》均作"日高"，似是。

④ 早：原误作"至"，据《素问·疟论》《甲乙经》卷七第五、《太素·疟解》改。

⑤ 次日乃稽积而作：《素问·疟论》作"间日乃作"。

⑥ 风无常府：原作"风府无常"，据《素问·疟论》《甲乙经》卷七第五、《太素·疟解》乙改。

⑦ 气之所舍："舍"后原有"节"字，《素问·疟论》作"邪气之所合"，《太素·疟解》无"节"字，马莳云："节字衍。"为是，据删。

黄帝曰：善。夫风之与疟也，相与同类，而风常在，而疟特以时休何也？岐伯曰：风气留其处，疟气随经络沉以内搏，故卫气应乃作也。帝曰：善。

黄帝问于少师曰：余闻四时八风之中人也，故有寒暑，寒则皮肤急而腠理闭，暑则皮肤缓而腠理开，贼风邪气因得以入乎？将必须八正虚邪乃能伤人乎？少师答曰：不然。贼风邪气之中人也，不得以时，然必因其开也其入深，其内极病，其病人也卒暴；因其闭也其入浅以留，其病也徐以迟。

黄帝曰：有寒温和适，腠理不开，然有卒病者，其故何也？少师答曰：帝弗知邪入乎？虽①平居，其腠理开闭缓急，其故②常有时也。黄帝曰：可得闻乎？少师曰：人与天地相参也，与日月相应也。故月满则海水西盛，人血气积，肌肉

---

① 虽：此前《甲乙经》卷六第一有"人"字，义顺。

② 故：《甲乙经》卷六第一、《太素·三虚三实》均作"固"，义胜。

充，皮肤致，毛发坚，腠理郄，烟垢著，当是之时，虽遇贼风，其入浅不深。至其月郭空，则海水东盛，人气血虚，其卫气去，形独居，肌肉减，皮肤纵，腠理开，毛发残，膲理薄，烟垢落，当是之时，遇贼风则其入深，其病人也卒暴。

黄帝曰：其有卒然暴死暴病者何也？少师答曰：得^①三虚者，其死暴疾也；得三实者，邪不能伤人也。黄帝曰：愿闻三虚。少师曰：乘年之衰，逢月之空，失时之和，因为贼风所伤，是谓三虚。故论不知三虚，工反为粗。帝曰：愿闻三实。少师曰：逢年之盛，遇月之满，得时之和，虽有贼风邪气，不能危之也，命曰三实^②。黄帝曰：善乎哉论！明乎哉道！请藏之金匮。然此一夫之论也。

黄帝曰：愿闻岁之所以皆同病者，何因而然？少师曰：此八正之候也。黄帝曰：候之奈何？少师曰：候此者，常以冬至之日，太一立于

---

① 得：原脱，据《甲乙经》卷六第一、《太素·三虚三实》补，以与下文例一致。

② 命曰三实：此四字原在下文"藏之金匮"之后，与上"三虚"文例及黄帝问语不合，故据马莳注本、张志聪注本移此。

叶蛰之宫，其至也，天必应之以风雨者矣[1]。风雨从南方来者，为虚风，贼伤人者也。其以夜半[2]至者[3]，万民皆卧而弗犯也，故其岁民少病。其以昼至者，万民懈惰而皆中于虚风，故万民多病。虚邪入客于骨而不发于外，至其立春，阳气大发，腠理开，因立春之日，风从西方来，万民又皆中于虚风，此两邪相搏，经气结代者矣。故诸逢其风而遇其雨者，命曰遇岁露焉。因岁之和而少贼风者，民少病而少死；岁多贼风邪气，寒温不和，则民多病而多[4]死矣。

黄帝曰：虚邪之风，其所伤贵贱何如？候之奈何？少师答曰：正月朔日，太一居天留之宫，其日西北风，不雨，人多死矣。正月朔日，平旦

---

① 太一立于叶蛰之宫……风雨者矣：《甲乙经》卷六第一无此二十字，疑为后人取本经《九宫八风》文妄加。

② 半：《太素·八正风候》无此字。

③ 者：原作"也"，据《甲乙经》卷六第一、《太素·八正风候》改。

④ 多：原脱，据《太素·八正风候》补，以与上文"少病少死"为对。

北风，春，民多死。正月朔日，平旦北风①行，民病多②者，十有三也。正月朔日，日中北风，夏，民多死。正月朔日，夕时北风，秋，民多死。终日北风，大病死者十有六。正月朔日，风从南方来，命曰旱乡；从西方来，命曰白骨，将国有殃，人多死亡。正月朔日，风从东方来，发屋，扬沙石，国有大灾也。正月朔日，风从东南方行，春有死亡。正月朔日③，天和④温不风，籴贱，民不病；天寒而风，籴贵，民多病。此所谓候岁之风⑤，岹⑥伤人者也。二月丑不风，民多心腹病；三月戌不温，民多寒热；四月巳不暑，民多瘅病；十月申不寒，民多暴死。诸所谓风者，皆发屋，折树木，扬沙石，起毫毛，发腠理者也。

---

① 北风：《甲乙经》卷六第一作"西北风"。

② 多：《太素·八正风候》作"死"。

③ 日：原脱，据《太素·八正风候》及马莳注本补。

④ 和：原作"利"，据《太素·八正风候》改。

⑤ 风：《太素·八正风候》作"虚风"。

⑥ 岹（cán残）：《太素·八正风候》作"贼"。张介宾《类经》注："岹、残同。"

大惑论第八十

黄帝问于岐伯曰：余尝上于清泠之台，中阶而顾，匍匐而前，则惑。余私异之，窃内怪之，独瞑独视①，安心定气，久而不解；独转独眩②，披发长跪，俯而视之，后久之不已也。卒然自止③，何气使然？

岐伯对曰：五脏六腑之精气，皆上注于目而为之精。精之窠为眼，骨之精为瞳子，筋之精为黑眼，血之精为络，其窠④气之精为白眼，肌肉之精为约束，裹撷筋、骨、血、气之精而与脉并为系，上属于脑，后出于项中。故邪中于项，因逢其身之虚，其入深，则随眼系以入于脑，入于

---

① 独瞑独视：《甲乙经》卷十二第四作"独冥视之"，义胜。

② 独转独眩：转，原作"博"，《太素·七邪》作"转"，《内经评文》周学海云："博，义难通，当是转之讹也。"为是，据改。又《甲乙经》卷十二第四无此四字。

③ 止：原误作"上"，据《甲乙经》卷十二第四、《太素·七邪》改。

④ 其窠：《甲乙经》卷十二第四无此二字，疑衍。

脑则脑转，脑转则引目系急，目系急则目眩以转矣。邪中①其精，其精所中不相比也，则精散，精散则视歧，视歧见两物。目者，五脏六腑之精也，营卫魂魄之所常营也，神气之所生也。故神劳则魂魄散，志意乱，是故瞳子、黑眼法于阴，白眼、赤脉法于阳也。故阴阳合抟②而精明也。目者，心之③使也。心者，神之舍也。故神分④精乱而不抟⑤，卒然见非常处，精神魂魄散不相得，故曰惑也。

黄帝曰：余疑其然。余每之东苑，未曾不惑，去之则复，余唯独为东苑劳神乎？何其异也？岐伯曰：不然也。心有所喜，神有所恶，卒然相感⑥，则精气乱，视误故惑，神移乃复，是故间者

---

① 中：原脱，据《甲乙经》卷十二第四、《太素·七邪》补。

② 抟：原作"传"，《甲乙经》卷十二第四作"揣"。刘衡如云："意者初本为抟，音义通团，字或作揣。"此说是，故据改。

③ 之：原脱，据《甲乙经》卷十二第四、《太素·七邪》补。

④ 分：原脱，据《甲乙经》卷十二第四、《太素·七邪》补。

⑤ 抟：《甲乙经》卷十二第四作"揣"，今据刘衡如之意改，见前注。

⑥ 感：原作"惑"，据《太素·七邪》及马注本、张注本改。

为迷，甚者为惑。

黄帝曰：人之善忘者，何气使然？岐伯曰：上气不足，下气有余，肠胃实而心肺虚，虚则营卫留于下，久之不以时上，故善忘也。

黄帝曰：人之善饥而不嗜食者，何气使然？岐伯曰：精气并于脾，热气留于胃，胃热则消谷，谷消故善饥；胃气逆上，则胃脘塞^①，故不嗜食也。

黄帝曰：病而不得卧^②者，何气使然？岐伯曰：卫气不得入于阴，常留于阳，留于阳则阳气满，阳气满则阳盛，不得入于阴则阴气虚，故目不瞑矣。

黄帝曰：病目^③而不得视者，何气使然？岐伯曰：卫气留于阴，不得行于阳，留于阴则阴气盛，阴气盛则阴满，不得入于阳则阳气虚，故目闭也。

黄帝曰：人之多卧者，何气使然？岐伯曰：

---

① 塞：原作"寒"，据《甲乙经》卷十二第一改。

② 不得卧：据本经《邪客》首节黄帝问语及本节岐伯答语，此三字似当作"目不瞑"。

③ 病目：《甲乙经》卷十二第三作"目闭"，与下文答语合，似是。

此人肠胃大而皮肤涩①，而分肉不解焉。肠胃大则卫气留久，皮肤涩则分肉不解，其行迟。夫卫气者，昼日常行于阳，夜行于阴，故阳气尽则卧，阴气尽则寤。故肠胃大，则卫气行留久；皮肤涩，分肉不解，则行迟。留于阴也久，其气不精②，则欲瞑，故多卧矣。其肠胃小，皮肤滑以缓，分肉解利，卫气之留于阳也久，故少瞑③焉。

黄帝曰：其非常经也，卒然多卧者，何气使然？岐伯曰：邪气留于上膲，上膲闭而不通，已食若饮汤，卫气留久于阴而不行，故卒然多卧焉。

黄帝曰：善。治此诸邪奈何？岐伯曰：先其脏腑，诛其小过，后调其气，盛者泻之，虚者补之，必先明知其形志之苦乐，定乃取之。

---

① 皮肤涩："涩"原误作"湿"，据《甲乙经》卷十二第三、《太素·七邪》改。下文二处"皮肤湿"同改。

② 精：原作"清"，据《甲乙经》卷十二第三、《太素·七邪》及周日本、道藏本、马莳注本改。

③ 少瞑：《甲乙经》卷十二第三、《太素·七邪》均作"少卧"。

痈疽第八十一

黄帝曰：余闻肠胃受谷，上焦出气，以温分肉，而养骨节，通腠理。中焦出气如露，上注溪谷，而渗孙脉，津液和调，变化而赤为血，血和则孙脉先满溢，乃注于络脉，络脉①皆盈，乃注于经脉。阴阳已张，因息乃行，行有经纪，周有道理，与天合同，不得休止。切而调之，从虚去实，泻则不足，疾则气减，留则先后。从实②去虚，补则有余，血气已调，形气③乃持。余已知血气之平与不平，未知痈疽之所从生，成败之时，死生之期，期④有远近，何以度之，可得闻乎？

---

① 络脉：原脱，据《甲乙经》卷十一第九上补。

② 从实：原作"后虚"，据上下文义改。

③ 形气：《太素·痈疽》作"形神"，与上文"血气"为对，义胜。

④ 期：原脱，据《太素·痈疽》补。《甲乙经》卷十一第九作"或"。

岐伯曰：经脉流①行不止，与天同度，与地合纪。故天宿失度，日月薄蚀；地经失纪，水道流溢，草萱②不成，五谷不殖，径路不通，民不往来，巷聚邑居，则别离异处。血气犹然，请言其故。夫血脉营卫，周流不休，上应星宿，下应经数。寒邪客于经络之中则血泣③，血泣则不通，不通则卫气归之，不得复反，故痈肿。寒气化为热，热胜则腐肉，肉腐则为脓，脓不泻则烂筋，筋烂则伤骨，骨伤则髓消，不当骨空，不得泄泻，血枯空虚，则筋骨肌肉不相荣，经脉败漏，熏于五脏，脏伤故死矣。

黄帝曰：愿尽闻痈疽之形与忌日④名。岐伯曰：痈发于嗌中，名曰猛疽。猛疽不治⑤，化为脓，脓不泻，塞咽，半日死；其化为脓者，泻已则含

---

① 流：原作"留"，据《甲乙经》卷十一第九上及马莳注本改。

② 草萱：原作"草萱"，据马莳注本改。

③ 泣：通"涩"。

④ 日：原作"曰"，据《太素·痈疽》改。

⑤ 猛疽不治：《甲乙经》卷十一第九下作"不急治"，义胜。

豕膏，无令食[1]，三日而已。

发于颈，名曰夭疽。其痈大以赤黑，不急治，则热气下入渊腋，前伤任脉，内熏肝肺，熏肝肺，十余日而死矣。

阳气[2]大发，消脑留项，名曰脑烁。其色不乐，项痛而如刺以针，烦心者，死不可治。

发于肩及臑，名曰疵痈。其状赤黑，急治之。此令人汗出至足，不害五脏。痈发四五日，逞[3]焫之。

发于腋下赤坚者，名曰米疽。治之以砭石，欲细而长，疏砭之，涂以豕膏，六日已，勿裹之。其痈坚而不溃者，为马刀挟瘿，急治之。

---

[1] 泻已则含豕膏，无令食：原作"泻则合豕膏，冷食"，《太素·痈疽》作"泻已已，则含豕膏，毋冷食"，《甲乙经》卷十一第九下作"脓泻已，则合豕膏，冷食"。又《千金方》卷二十三第二"冷食"作"无食"。刘衡如云："盖谓含豕膏于口中，无遽食下，令疮口多得滋润被复，易于愈合，于义颇通，窃疑冷为令字之误，则与无食义同。"今综诸家改之。

[2] 气：原作"留"，据《太素·痈疽》及周日本、马莳注本、张志聪注本改。

[3] 逞：《甲乙经》卷十一第九下、《太素·痈疽》均作"逆"。

发于胸，名曰井疽，其状如大豆，三四日起，不早治，下入腹，不治，七日死矣。

发于膺，名曰甘疽。色青，其状如谷实蒜蒌，常苦寒热，急治之，去其寒热。不急治①，十日死②，死后出脓。

发于胁，名曰败疵。败疵者，女子之病也，久③之，其病大痈脓，其中乃有生肉，大如赤小豆。治之④，剉翘草根各一升，以水一斗六升煮之，竭为取三升⑤，则强饮厚衣，坐于釜上，令汗出至足已。

发于股胫，名曰股胫疽。其状不甚变，而痈脓搏骨，不急治，三十日死矣。

---

① 不急治：此三字原脱，据《甲乙经》卷十一第九下补。

② 十日死：原作"十岁死"，按此证发于胸膺，邪迫心肺，本当急治，若不急治，何能延及十岁，故"岁"字必误，故据改。

③ 久：原作"灸"，于义不协，据《鬼遗方》卷四、《千金翼方》卷二十三第二及周日本改。

④ 治之：此二字原在上文"其病大痈脓"之后，于义不协，据《甲乙经》卷十一第九下、《千金翼方》卷二十三第二移此。

⑤ 竭为取三升：《甲乙经》卷十一第九下作"令竭得三升"，于义较明。

发于尻，名曰锐疽。其状赤坚大，急治之。不治，三十日死矣。

发于股阴，名曰赤施。不急治，六十日死。在两股之内，不治，十日而当死。

发于膝，名曰疵疽①。其状大痈，色不变，寒热而坚者②，勿石，石之者死，须其柔乃石之者生。

诸痈疽之发于节而相应者，不可治也。发于阳者，百日死；发于阴者，三十日死。

发于胫，名曰兔啮。其状赤至骨，急治之，不治害人也。

发于内踝，名曰走缓。其状痈③色不变，数石其输，而止其寒热，不死。

发于足上下，名曰四淫。其状大痈，不④急治

---

① 疵疽：原误作"疵痈"，与"发于肩及臑者"名重，据《甲乙经》卷十一第九下、《太素·痈疽》改。

② 而坚者：原作"如坚石"，据《甲乙经》卷十一第九下改。《太素·痈疽》作"而坚"。

③ 痈：此后原衍"也"字，据《甲乙经》卷十一第九下删。《太素·痈疽》无"痈也"二字。

④ 不：原脱，据《甲乙经》卷十一第九下、《鬼遗方》卷四补。

之，百日死。

发于足傍，名曰厉痈。其状不大，初如^①小指发，急治之，去其黑者；不消辄益，不治，百日死。

发于足指，名脱痈^②，其状赤黑，死不治；不赤黑，不死。治之^③不衰，急斩之^④，不则^⑤死矣。

黄帝曰：夫子言痈疽，何以别之？岐伯曰：营气^⑥稽留于经脉之中，则血泣而不行，不行则卫气从之而不通，壅遏而不得行，故热。大热不止，热胜则肉腐，肉腐则为脓，然不能陷于骨髓^⑦，骨

---

① 如：《甲乙经》卷十一第九下作"从"，义胜。

② 名脱痈：《甲乙经》卷十一第九下、《鬼遗方》卷四、《太素·痈疽》均作"名曰脱疽"，似是。

③ 治之：此二字原脱，据《甲乙经》卷十一第九下、《鬼遗方》卷四、《太素·痈疽》补。

④ 急斩之：《甲乙经》卷十一第九下、《鬼遗方》卷四均作"急斩去之"，《太素·痈疽》作"急斩去之活"。

⑤ 不（fǒu 否）则：《甲乙经》卷十一第九下作"不去则"，《太素·痈疽》作"不然则"。

⑥ 营气：原作"营卫"，与后文不相协，据《甲乙经》卷十一第九下改。

⑦ 于骨髓：此三字原脱，据《甲乙经》卷十一第九下、《太素·痈疽》补。

髓不为燋枯，五脏不为伤，故命曰痈。

黄帝曰：何谓疽？岐伯曰：热气淳盛，下陷肌肤，筋髓枯，内连五脏，血气竭，当其痈下筋骨良肉皆无余，故命曰疽。疽者，上之皮夭以坚，上如牛领之皮。痈者，其皮上薄以泽。此其候也。